王三虎经方医案

一肿瘤篇一

王三虎 著

王欢 整理

全国百佳图书出版单位

中国中医药出版社

·北京·

图书在版编目（CIP）数据

王三虎经方医案 . 肿瘤篇 / 王三虎著；王欢整理 . —北京：中国中医药
出版社，2023.7

ISBN 978 - 7 - 5132 - 8162 - 1

Ⅰ . ①王… Ⅱ . ①王… ②王… Ⅲ . ①肿瘤—经方—研究 ②肿瘤—
医案—汇编—中国—现代 Ⅳ . ① R289.2 ② R249.7

中国国家版本馆 CIP 数据核字（2023）第 083127 号

中国中医药出版社出版

北京经济技术开发区科创十三街 31 号院二区 8 号楼
邮政编码 100176
传真 010-64405721
万卷书坊印刷（天津）有限公司印刷
各地新华书店经销

开本 710×1000 1/16 印张 11 彩插 1.25 字数 184 千字
2023 年 7 月第 1 版 2023 年 7 月第 1 次印刷
书号 ISBN 978 - 7 - 5132 - 8162 - 1

定价 55.00 元
网址 www.cptcm.com

服 务 热 线 010-64405510
购 书 热 线 010-89535836
维 权 打 假 010-64405753

微信服务号 zgzyycbs
微商城网址 https://kdt.im/LIdUGr
官 方 微 博 http://e.weibo.com/cptcm
天猫旗舰店网址 https://zgzyycbs.tmall.com

如有印装质量问题请与本社出版部联系（010-64405510）

王三虎，1957年7月生于陕西省渭南市合阳县。先后毕业于渭南中医学校、南京中医学院、第四军医大学，医学博士。1998年在第四军医大学晋升教授。2008年获"广西名中医"称号，2018年获"陕西省名中医"称号，2022年成为"第七批全国老中医药专家学术经验继承工作指导老师"。现为渭南市中心医院中医专家、渭南市中医药事业发展高级顾问、深圳市宝安区中医院特聘专家、西安市中医医院首席中医肿瘤专家。兼任中华中医药学会中国中医药临床案例成果库专家委员会委员、欧洲经方学会顾问、瑞士华人中医学会顾问、美国加州中医药大学博士研究生导师等职务。先后招收、培养研究生及传承弟子300多人。

多年来坚持理论与实践结合、继承与创新并重的治学观，提出了"燥湿相混致癌论""寒热胶结致癌论""人参抗癌论""把根留住抗癌论""肺癌可从肺痿论治""风邪入里成瘤说"等新论点。许多观点上大报、进教材、入指南，年诊国内外患者两万人次，共发表论文330余篇，主编、参编书籍30余部，并有《中医抗癌临证新识》《经方人生》《我的经方我的梦》《经方抗癌》《中医抗癌进行时4·随王三虎教授临证日记》5本畅销专著。

近年多次在国内外成功举办经方抗癌学习班。2017年获"最具影响力中医人奖"，2018年获陕西杰出名中医奖。"中医抗癌系列课程"2019年被北京中医药学会评为"第五批中医药传承精品课程"。2020年获"全国患者信任的好医生"，2021年获"健康强国荣耀医者"等荣誉。已在北京、西安、渭南、深圳、淄博、台州、佳木斯、青海等地设立经方抗癌工作站（室）。

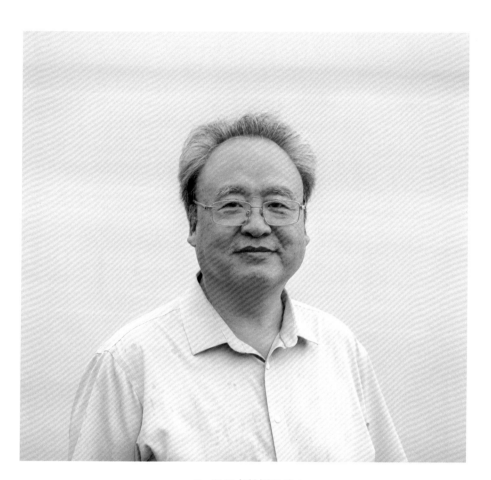

◎ 王三虎教授近照 1

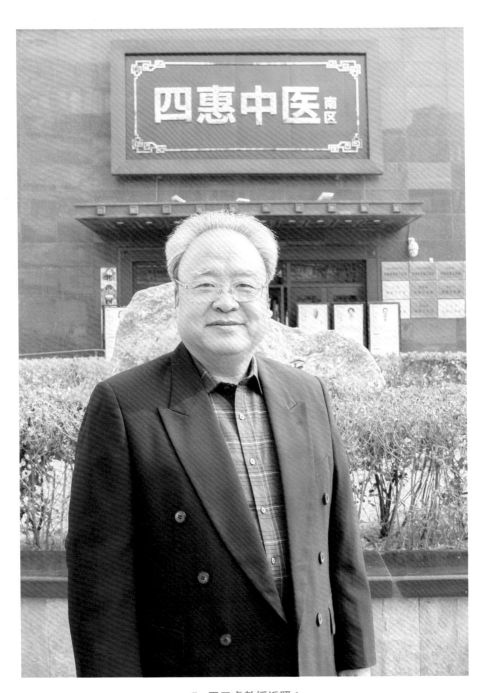

◎ 王三虎教授近照 2

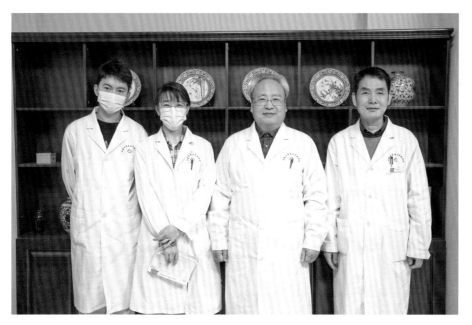

◎ 王三虎教授与弟子们合影

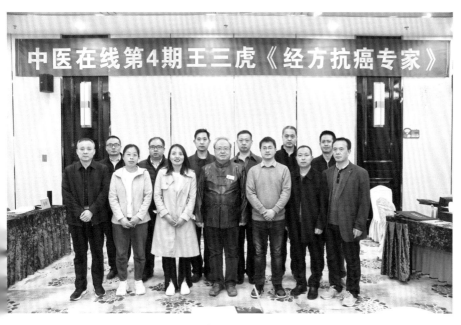

中医在线第4期王三虎《经方抗癌专家》

◎ 王三虎教授与学员合影

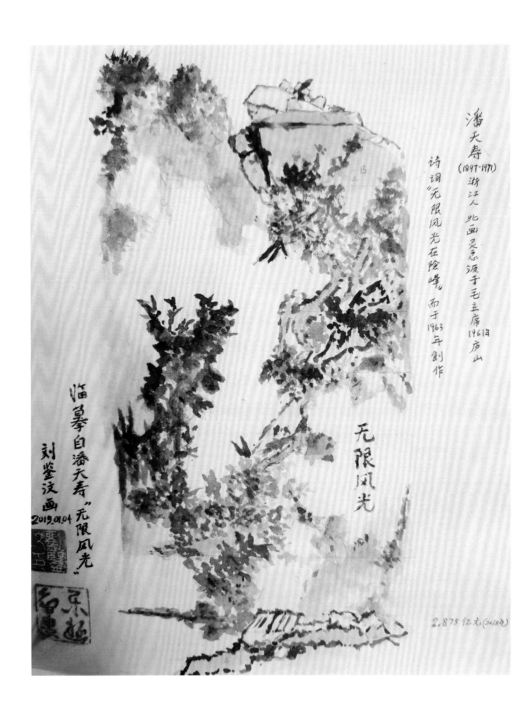

潘天寿
(1897-1971)
浙江人 此画灵感源于毛主席1961日庐山

诗词"无限风光在险峰" 而于1963年创作

临摹自潘天寿"无限风光"
刘鉴汶画
2019.01.04

无限风光

2.875亿元(2018)

◎ 刘鉴汶赠画

吴序

庚戌月丁未日，抗疫中间初得王师三虎之手稿，幸甚之至，纵览篇目，本书直切人心之所大患——癌病，上通经典、下对病症，在古今之间、复杂之间细索真相，长驱诸癌鬼魅，乃是一本经典治癌心法与用药如用兵实录。

王师医心以仁、治心以坚。临证正气端详、提纲挈领、掌控病机，静候阴阳势力之变化，同心以戮，医心甚仁，道心甚微，实吾辈后来医师之楷模，当常学而时习之。

同为医者，常常面对疑难杂病、人生疾苦，一时顿觉人间沧桑。然王师心如明镜，大爱无疆，以无忧患之心治忧患，以无恐怖之心治恐怖，于沧桑之中骤起烈烈风，尽解六淫邪气，尽散人心阴霾。再三读之，更感彰显医者正大光明之气。

余以为，王师所研之经方治癌，乃古学今用、传承创新之典范。病常有变，宗法不二。四大经典，内经难经，本草伤寒，惟精惟微，中正平和。从医者当学王师，临床不忘勤溯经典，常新治法。此一本《王三虎经方医案·肿瘤篇》，常在余目之所及处，不惟医术，更为医心，道高且远。

壬寅岁秋　吴凡伟于深圳宝安

李序

在师兄王三虎教授新著《王三虎经方医案·肿瘤篇》即将出版之际，作为他的师弟也是本书的最早一批读者，我认真拜读了手稿，在击节赞叹的同时，脑中更是情不自禁地回忆起了和师兄相识的岁月。

我与王三虎师兄都曾跟随李景堂老师学习中医。记得1996年夏天，我刚开始学习中医，跟师时，从每天早上开诊至晚上关门，求医的患者一直络绎不绝，老师认真严肃的态度就潜移默化地影响着我。从那时起，我就常常听李老师对他努力练好中医基本功的学生王三虎赞不绝口，他更是能把《伤寒论》《药性赋》等经典背得滚瓜烂熟。可以说，自学医伊始，师兄王三虎这个老师经常挂在嘴边的名字，以及他熟背经典的功夫就成了我学习中医的动力。

时间到了2020年，我在吴大真老师的医学交流群里再一次看到了师兄的名字，那时候的师兄已经是名满坊间的中医学教授。我怀着崇敬的心情添加了师兄的微信，这时候才算直接取得了联系。

当年的12月27日，我才有幸在天颐堂（师兄的诊室）第一次见到他本人。在简短而热情的寒暄中得知，他特别珍惜1981年在中医院实习期间跟随李景堂老师学习的时光，他的行医理念也深受李老师纯中医思维的影响，所以多次在讲座中提到1981年他学习的那段时光。从渭南中医学校毕业后，师兄见习、实习是在合阳县中医医院。当时回合阳实习的有8个同学，4个分在县医院，4个分在中医院。在途中，大家商量，中途轮换。但是实习期快到一半的时候，在中医院实习的三虎师兄变卦了。结果县医院的同学上门理论。师兄说："学校分配我们4个在中医院。"同学们说："不是咱们说好变一下吗？"师兄说："看来现在还要变回去。"他们说："说好的就不能变了。"师兄说："如果不能变，就按照学校的安排不变好了。如果能变，现在就变了，反正我们都熟悉各自医院的情况了，多一事不如少一事。"

讲到这里的时候，师兄总会哈哈一笑说："那个时候我达到目的，把自己锻炼成纯粹的中医，把那几个同学可害惨了。在中医院实习期间，我深得李老师的教诲和信任，李老师签名的处方本就在身上装着，下班之后或者病房管理时可以放开手脚地干，李景堂老师的纯中医思维和经方治百病的方法奠定了我传统的思维模式，李老师才是真正让我把手伸进面盆的人，得此良机，有谁舍得半途而废。"

随着患者陆续走进，师兄又开始了忙碌的诊疗。我注意到，走进来的患者中复诊的占了大多数，师兄对每一位患者都会详细询问近况，哪些方面好转，哪里还有不舒服。此时一位初诊患者进来，师兄看了一下说："你看这个人的脸红成这样，这就是《金匮要略》中说的阴阳毒。"我听到这个耳熟能详的病名，却没有见过的真实病例描述，竟然一头雾水。师兄大概看出了我的尴尬，继续讲解道：《金匮要略》一开始就讲了痉、湿、暍三个病。你看人体60%是水分，水液代谢、津液分布异常，首先表现为人体津液不足，经脉失养……"师兄缓缓道来，思路清晰，分析透彻。举重若轻之际，药方已经开好。我也上了一堂生动的中医门诊课，那天的上午就是在这样酣畅淋漓地体验中结束。

后面师兄出诊的日子，我有幸跟诊了几次，每次候诊大厅都是满满等待看诊的患者。候诊应当说是患者心情比较焦急的过程，每个患者都希望自己有更多的时间与专家沟通和交流。师兄扎实的理论功底和幽默诙谐的语言有时能把患者逗乐，缓解了患者的紧张情绪。他对每一位患者都和声细语，专家与患者最好的交流和沟通在这个空间演绎着一首和谐、博爱的交响曲，有的患者已经看完了依然不肯离开，坐在一旁静静地倾听着专家对他人病情的分析诊断，并且发自内心地感叹：这样的看病，真的是太受益了。

诊治的过程中，师兄常常是边看边讲边分析，每个处方都能找到原文和出处，他让我们下载软件，查条文，背经典，经常挂在嘴边的是"张仲景如何说的，如何开处方"，也常常告诫我们《金匮要略》就是一部肿瘤史，好多肿瘤疾病的治疗可以在那里找到答案。师兄的话也让我不由再次体会到当年老师的教导："用疗效说话，用医德立足，遇到疑难病症开的处方不能杂乱无章。"师承相传，真可谓"共历杏林甘与苦，同出师门鼓与呼"。师兄对待病情胸有成竹，处方用药思路清晰，每一次都带着我们重温经典。我们跟诊的时候拼命学习，尽量详细记录，然后再对条文，一点一点消化。有时还没消化好又到了师兄出诊的日子，感觉时间过得好快啊！

"丹心承岐黄，仁术济四方"，临床疗效是中医的生命力，中医药以它纯朴的疗效，代代相传，根脉不息！这一点在师兄那里体现得淋漓尽致。在长期从事肿瘤疾病的诊疗工作中，师兄坚持疗效是硬道理。他把张仲景《伤寒论》及《金匮要略》中所讲的很多条文精细分解，用于指导临床实践，取得了十分满意的疗效。同时他基于多年实践经验，提出了"风邪入里成瘤说""燥湿相混致癌论""人参抗癌论""肺癌可从肺痿论治"等学术观点并应用于临证，推动了中医学的发展。

三虎师兄在临床实践中不懈追求、善于总结；在理论上勇于探索、推陈出新。他数年如一日坚守着"读书、看病、写文章"的好习惯，十多年来他的不少著作深受读者好评，如《中医抗癌进行时》（系列丛书）《我的经方我的梦》《经方人生》《中医抗癌临证新识》《肿瘤专家论坛》等都多次再版。真是熟读王叔和、不如临证多。在中医蓬勃发展过程中，继承和发扬中医学必须要理论与实践相结合，用生动活泼的、实实在在的案例来阐述宝贵的老经验和新认识。

这本《王三虎经方医案·肿瘤篇》，凝结着师兄在中医诊疗领域多年的经典案例，记载了大量的实践总结，还包含了他最新的探索与感悟。在师兄大作出版之际，作为同门师兄弟，我受托作序，不亦惶恐。好在有师兄的不断鼓励，我也就通过他的临证及近两年来的跟诊感悟，结合拜读师兄多本著作后的切身体会，有感于师兄遵经典而不囿于书本的实事求是与大胆创新，乐以为序！

李强

2022 年 11 月 23 日于西安曲江三和艾灸

自序

　　《王三虎经方医案》（包含《肿瘤篇》《杂症篇》，下同）《王三虎经方医话》（包含《临证篇》《感悟篇》，下同）的问世，是对我50多年学医行医生涯的拾遗补阙式的收集总结。在这个时候该对我的学术发展历程，尤其是面临困惑和未来方向做一个清晰而有价值的认识。如果只是谦虚有加，而不真实剖析，难免落入俗套，有虚伪之嫌，于读者无益，也不符合我的个性。

　　我是从《伤寒》起家的，十几年来在肿瘤临床对《金匮》却情有独钟，心得不断。近一两年又回归《伤寒》，发现更新。但和当今活跃的王琦院士、仝小林院士、黄煌教授等经方家相比，自愧弗如，临床应用面还不够多，理论深入探讨少。原文粗略读过，感悟失之于浅。即便如此，在上接《内经》、下沿《千金》方面缺略更多，不能自成体系，融会贯通。金元四大家知之更少，张景岳、叶天士诸家则难于深入。这表现在我以往的文章和书籍中，就显得单薄而不厚重，平庸而少上乘。

　　我非常欣赏且多有受益于王旭高的这段话："医虽小道而义精，工贱而任重。余自习医以来，兢兢业业，造次于是，颠沛于是，历经卅余年，成就些微事业，多从困苦勤慎中得之。汝辈学医，且将游戏念头，删除净尽，然后耐烦做去，何愁不日进于高明。"甚至暗自叹息，先贤已经把我想说的话提前说了。所以在这本书的医话中，我还是秉着该说就说的原则，否则，很快就可能被后学抢先了。

　　当我还是中级职称的时候，我就想专家应该是阅历丰富，世事洞明，气宇轩昂，患者追捧，对大多数疾病有把握，知道疾病的前因后果，知道什么方什么药什么量能治，不用什么方什么药什么量就不能治，用了什么方什么药什么量还不能治就不治。

现在，专家也算是专家，名医也算是名医，患者群也不算小，但和当初的期望相比还有距离，和明医相比呢，差距更大。主要是按部就班，按既有套路常规行事的多，真正静下心来，就一个病例反复揣摩斟酌推敲的机会太少，治好了则沾沾自喜，无力回天了则唉声叹气。寒热胶结则寒热并用，燥湿相混则润燥兼施，虚实夹杂则补虚泻实，看似药证相符，实则缺少战略上的步骤。

古人所谓隔二隔三的治法，我就很少想到；战术上的进退思量和明确方案少，中西互补、剂型等都不成体系；辨病上沿用西医的多，挖掘文献得出指导临床的新观点少。满足于现有的肺癌、胃癌、肝癌等几个常见病症，远不能适应临床需要；辨病上归纳的多，辨析的少；治法上守成而沿用的多，预知未来而主动改变，治病于未然者少；用方上合并不厌庞杂，却不大注意精炼；用药上平稳有余而担当不足，重视正作用且忽视副作用，偏僻药用得少，对药用得少，禁忌考虑得少。这都在医案医话中表现出来了。诸君一看便知，所以还是我主动说出来好一些。但若真能得到方家一些批评意见，一定比我说的要高明得多、有用得多。

还有，书上写的都是成功案例，那失败的呢？有多少是从自己身上找原因呢。当然，其中的原因还真不是好找的。即使找出了某些疏漏或过失，也未必有胆量有机会写出来晒晒。咫尺天涯，这正是我和明医相比的结果。古语云：知耻而后勇，知难而思进。余虽不敏，请事斯语！

《王三虎经方医案》是这些年来我出过的几本原创书的剩余部分，内容繁杂而不系统。如《中医抗癌进行时——随王三虎教授临证日记》《中医抗癌进行时——随王三虎教授临证日记Ⅱ》《中医抗癌进行时——随王三虎教授临证日记3》《中医抗癌进行时4·随王三虎教授临证日记》《我的经方我的梦》《经方人生》《中医抗癌临证新识》《王三虎抗癌经验》中已经公开过不少医案了，尤其是包含着"寒热胶结致癌论""燥湿相混致癌论"观点和海白冬合汤、葶苈泽漆汤、软肝利胆汤、保肝利水汤、通不三升汤、全通汤等自拟方的部分，本书就不再重复。如发病率最高，诊疗经验最多的肺癌医案，本书则例数偏少，就有这方面的原因。

若读者能由此体会出肿瘤医生"功夫在诗外"的话，我就很佩服你了。当然，我的私心在这本书中也暴露出来了，因为我把压箱底的都放在这里了，如果把自认为价值大的医案不私藏一些，都让学生以日记形式等写在《中医抗癌进行时——随王三虎教授临证日记》中，我就不是第一作者了，也不能引起大家足够的重视和系统的认识。而且，这两本书99%都是我亲力亲为的（个别由学生根据录音整理的都在文末注明）。这么多的内容，爱女王欢的挑刺改错、整理润色也功不可没。

值得强调的是，近4年的医案占比很大，一个是我退休了，有更多的时间和精力，另一个是阅历丰富了，认识深刻了，值得记载的多了，还有就是"王三虎"个人公众号的建立，既为我热蒸现卖提供了方面，也为本书大多数医案的证据追寻提供了有效途径。这种联动在以往几乎是不可能的。

说实话，我最初是看不懂医案的，尽管老前辈夸奖医案功绩的大有人在。四十岁后，我才从《叶天士医案大全》读起，渐渐读出味道。因为，临床疗效不好的地方，看看高人的思路和方法，就会有"山重水复疑无路，柳暗花明又一村"的感觉。反之，初入临床，完善基本功阶段，是不需要多看医案的。所以，我写的医案，也多是自感效果良好而且方法有异于教科书或者人所共知，还能启发思维者。常规的方法尽管也有不少效果好的，也就不便一一列举了，如果把这些常规的东西罗列出来，尽管可以满足著作等身的虚荣，编辑不愿意，出版社不愿意，关键是读者不愿意。"狗咬人不是新闻，人咬狗才是新闻"，我们写医案，要有这个意识。对于医案医话，我最初是受《岳美中医案医话》启蒙的。但我搞不清医案、医话的区别。时日已久，方才体会出，医案就是有案可查，详细具体，有头有尾；医话则是天马行空，形散而意不散，强调悟性、思路、方法和启迪，更有挂一漏万、抛砖引玉之意。在这个意义上说，医案、医话互补。

人常说文如其人，字如其人，书如其人。这肯定是指老年以后定型之作。对于我个人医案这部书，我希望内容能像我的形体一样丰满，装帧比我的外貌耐看，传播的范围比我的脚步更远，学术生命比我的年龄更长。书在，我就在。当然，粗浅之处，恐所难免。"尽吾志也，而不能至者，可以无悔矣"。

子曰："学而时习之，不亦说乎？有朋自远方来，不亦乐乎？人不知而不愠，不亦君子乎？"在这四本书即将出版之际，我的心情和孔老先生一样，也就是：我这本书问世以后，我的学说得以在当代流传而时兴的话，那不是很快乐吗？退一步讲，如果没有广泛传播，但有内行学者从远方来向我请教、探讨，那也不错啊？再退一步说，即使反响很小，这是信息渠道不畅，人家没看到，不知道出了这本书，那自己就大气一点，不必耿耿于怀嘛，是金子总会发光的。

需要特别提出的是，原第四军医大学 91 岁的老教授刘鉴汶主任，他是我的伯乐、榜样和忘年交，在这四本书即将出版之际，赐墨宝以壮行色，感激不尽。深圳宝安中医院吴凡伟副院长、师弟李强的序也为拙著增光添彩，中国中医药出版社刘观涛主任大力支持，一并谢过。

《易经·系辞上传》谓："出其言善，则千里之外应之。""出其言不善，则千里之外违之。"此书既出，是善是恶，知我罪我，悉在读者诸君。

王三虎

2022 年 11 月 28 日于西安过半斋

目
MULU
录

头皮血管瘤·································· 001

脑膜瘤····································· 002

 病案 1································ 002

 病案 2································ 005

脑瘤·癫痫································· 007

颅内生殖细胞瘤···························· 009

听神经瘤································· 010

 病案 1································ 010

 病案 2································ 012

左耳恶性肿瘤···························· 013

舌癌···································· 015

舌后癌·································· 017

舌根恶性淋巴瘤···························· 018

喉癌···································· 020

喉癌·皮肤癌······························ 021

软腭肿物································· 023

下咽癌·································· 024

甲状腺癌································· 025

甲状腺癌术后····························· 027

甲状腺癌术后复发·························· 029

甲状腺癌、肺癌··························· 030

肺癌·舌癌 ···································· 032

肺癌 ··· 034

　　病案 1 ····································· 034

　　病案 2 ····································· 035

　　病案 3 ····································· 037

肺癌骨转移 ·································· 038

　　病案 1 ····································· 038

　　病案 2 ····································· 039

　　病案 3 ····································· 041

肺癌高热 ···································· 045

肺癌·膀胱癌·尿潴留 ··············· 047

肺癌·咳嗽 ································· 050

肺痿、肺痈、腰痛 ····················· 051

肺结节（原位癌）····················· 053

恶性胸腺瘤 ······························· 055

食管癌 ······································ 056

　　病案 1 ····································· 056

　　病案 2 ····································· 057

　　病案 3 ····································· 058

　　病案 4 ····································· 060

　　病案 5 ····································· 061

　　病案 6 ····································· 062

　　病案 7 ····································· 063

　　病案 8 ····································· 064

胃癌 ··· 065

　　病案 1 ····································· 065

　　病案 2 ····································· 066

　　病案 3 ····································· 067

　　病案 4 ····································· 068

　　病案 5 ····································· 068

　　病案 6 ····································· 069

病案 7 ┈┈┈┈┈┈┈┈┈┈┈┈┈┈┈┈┈┈┈┈┈┈┈ 070

病案 8 ┈┈┈┈┈┈┈┈┈┈┈┈┈┈┈┈┈┈┈┈┈┈┈ 071

病案 9 ┈┈┈┈┈┈┈┈┈┈┈┈┈┈┈┈┈┈┈┈┈┈┈ 073

病案 10 ┈┈┈┈┈┈┈┈┈┈┈┈┈┈┈┈┈┈┈┈┈┈ 073

病案 11 ┈┈┈┈┈┈┈┈┈┈┈┈┈┈┈┈┈┈┈┈┈┈ 075

胃癌肝转移 ┈┈┈┈┈┈┈┈┈┈┈┈┈┈┈┈┈┈┈┈┈ 077

病案 1 ┈┈┈┈┈┈┈┈┈┈┈┈┈┈┈┈┈┈┈┈┈┈┈ 077

病案 2 ┈┈┈┈┈┈┈┈┈┈┈┈┈┈┈┈┈┈┈┈┈┈┈ 079

胰腺癌 ┈┈┈┈┈┈┈┈┈┈┈┈┈┈┈┈┈┈┈┈┈┈┈ 081

胰腺癌 ┈┈┈┈┈┈┈┈┈┈┈┈┈┈┈┈┈┈┈┈┈┈┈ 082

病案 1 ┈┈┈┈┈┈┈┈┈┈┈┈┈┈┈┈┈┈┈┈┈┈┈ 082

病案 2 ┈┈┈┈┈┈┈┈┈┈┈┈┈┈┈┈┈┈┈┈┈┈┈ 084

胰头癌 ┈┈┈┈┈┈┈┈┈┈┈┈┈┈┈┈┈┈┈┈┈┈┈ 085

肝癌 ┈┈┈┈┈┈┈┈┈┈┈┈┈┈┈┈┈┈┈┈┈┈┈┈ 089

病案 1 ┈┈┈┈┈┈┈┈┈┈┈┈┈┈┈┈┈┈┈┈┈┈┈ 089

病案 2 ┈┈┈┈┈┈┈┈┈┈┈┈┈┈┈┈┈┈┈┈┈┈┈ 092

病案 3 ┈┈┈┈┈┈┈┈┈┈┈┈┈┈┈┈┈┈┈┈┈┈┈ 093

病案 4 ┈┈┈┈┈┈┈┈┈┈┈┈┈┈┈┈┈┈┈┈┈┈┈ 093

病案 5 ┈┈┈┈┈┈┈┈┈┈┈┈┈┈┈┈┈┈┈┈┈┈┈ 096

病案 6 ┈┈┈┈┈┈┈┈┈┈┈┈┈┈┈┈┈┈┈┈┈┈┈ 098

肝癌脑转移昏迷 ┈┈┈┈┈┈┈┈┈┈┈┈┈┈┈┈┈┈┈ 100

胆囊癌 ┈┈┈┈┈┈┈┈┈┈┈┈┈┈┈┈┈┈┈┈┈┈┈ 101

乳腺癌 ┈┈┈┈┈┈┈┈┈┈┈┈┈┈┈┈┈┈┈┈┈┈┈ 102

乳腺癌、阴阳毒 ┈┈┈┈┈┈┈┈┈┈┈┈┈┈┈┈┈┈┈ 104

乳腺癌骨转移 ┈┈┈┈┈┈┈┈┈┈┈┈┈┈┈┈┈┈┈┈ 106

腹膜后神经母细胞瘤 ┈┈┈┈┈┈┈┈┈┈┈┈┈┈┈┈ 110

十二指肠癌肝肺转移 ┈┈┈┈┈┈┈┈┈┈┈┈┈┈┈┈ 112

膀胱癌 ┈┈┈┈┈┈┈┈┈┈┈┈┈┈┈┈┈┈┈┈┈┈┈ 114

病案 1 ┈┈┈┈┈┈┈┈┈┈┈┈┈┈┈┈┈┈┈┈┈┈┈ 114

病案 2 ┈┈┈┈┈┈┈┈┈┈┈┈┈┈┈┈┈┈┈┈┈┈┈ 115

病案 3 ┈┈┈┈┈┈┈┈┈┈┈┈┈┈┈┈┈┈┈┈┈┈┈ 116

子宫内膜癌 ·· 118

子宫内膜癌骨转移 ····································· 119

子宫平滑肌肉瘤案 ····································· 119

卵巢癌 ·· 121

卵巢癌腹水 ··· 122

肾癌 ·· 124

肾癌术后肺转移 ·· 128

前列腺癌骨转移 ·· 129

输尿管癌 ··· 131

结肠癌 ·· 132

结肠癌术后 ·· 133

结肠癌肺转移 ··· 135

结肠癌肝转移 ··· 137

直肠癌 ·· 140

    病案 1 ·· 140

    病案 2 ·· 142

直肠癌肺转移 ··· 144

造釉细胞瘤术后 ·· 145

急性淋巴细胞白血病 ·································· 147

淋巴瘤 ·· 149

非霍奇金淋巴瘤 ·· 151

恶性淋巴瘤 ·· 152

    病案 1 ·· 152

    病案 2 ·· 154

    病案 3 ·· 155

    病案 4 ·· 157

软骨母细胞瘤 ··· 159

癌症腹痛 ··· 161

本书部分医案相关图片 ······························ 163

头皮血管瘤

钟某，1岁。广东人。2018年10月19日于宝安中医院流派工作室初诊。

出生后1周右额角出现米粒大小鲜红色丘疹，高出皮肤，逐渐发展到约自身手指头大小。

舌红，纹紫，过气关。

病属血瘤，证属血热胎毒。

治当清热凉血解毒，方选犀角地黄汤加味。

处方：

生地黄10克	牡丹皮10克	赤芍10克	黄芩10克
栀子10克	大青叶15克	连翘10克	金银花10克

28剂，颗粒冲服，每日1剂，开水冲化，分4～6次口服。

半月效显。续断服药近3个月，其间外搽盐酸卡替洛尔滴眼液。

1岁半时皮肤恢复正常。

按语： 中药治疗血管瘤，是我这个中医肿瘤医师不得不面对的问题。犀角地黄汤是我学《千金方》(《备急千金要方》，下同)用的最广最多的方剂，我20多年前就用之治愈耳血管瘤，其后间有治验，道理方法相同，恕不重复。正应了《黄帝内经》之言："言不可治者，未得其术也。"

脑膜瘤

病案 1

蒋先生，54 岁，福建长乐人。

出生就有脑膜瘤，逐步长大，20 余岁、30 余岁两次手术，但反复发作。

2015 年 9 月 22 日其妹来柳州市中医院为其兄求医，谓头部肿块溃烂 1 年多，大量出血 1 周，当地医院无法才远到柳州求医。

观照片，头部肿块溃烂，色黑红相间，渗出不断，似脓非脓，间有出血。无力，食不下，不能站立，失眠。以热毒辨治。

处方：

泽泻 30 克	白术 12 克	天麻 15 克	白芍 20 克
白花蛇舌草 60 克	牛膝 30 克	代赭石 30 克	猪苓 30 克
石菖蒲 10 克	蜈蚣 6 克	蔓荆子 15 克	藁本 12 克

27 剂，农本方颗粒冲服，日 1 剂。

另用农本方颗粒：大黄 30 克，青黛 10 克，地榆 30 克，黄连 30 克，混匀外撒患处。

诸症大减，但乏力明显。正气亏虚，变换思路。

处方：

红参 12 克	蒺藜 30 克	白芷 12 克	白花蛇舌草 30 克
当归 12 克	川芎 12 克	防风 10 克	半枝莲 30 克
生姜 12 克			

17 剂，农本方颗粒，日 1 剂，冲服。

其后多次代诉取药，基本守方，依证而变。

2016 年 3 月 22 日其妹与妹夫前来取药，感谢再三，疮面愈合，患者正常生活云云。

2018年8月8日其妹微信，言："我大哥是福建那个头部长好大瘤的患者，我两公婆经常找您开药寄回去给他吃，这么久都没流血。这两天又流血，所以才过来找您。现在他舌干，二便臭，头部瘤出血，您帮开10剂药，谢谢！"

证属血热成毒，腐肉成脓，阴液已伤。

法当清热解毒，凉血止血，养阴敛疮。

外用方：

五倍子12克　　　枯矾6克　　　　黄连15克　　　　地肤子30克

苦参30克　　　　黄芩15克

3剂，研细末外撒局部。

内服方：

黄连15克　　　　紫草15克　　　白花蛇舌草30克　半枝莲30克

白芷12克　　　　蒲公英30克　　连翘30克　　　　金银花30克

地榆30克　　　　槐花18克　　　黄芩12克　　　　生地黄30克

赤芍30克　　　　牡丹皮12克　　栀子12克　　　　荆芥6克

防风6克　　　　　甘草12克

10剂，日1剂，水煎服。

按语：这个患者我未曾谋面却印象深刻，因为他妹妹的慌张神态和迫切心情。还是用当时跟我进修的申朝霞医师记录的日记说明更加详细的问题吧。

2016年11月12日，星期六，小雨。

不轻时方重经方，不薄今人爱古人。

今天来了一个帮哥哥来拿药的中年妇女，她一边等老师开药一边说，要不是王教授，我哥哥一年多前就死了。原来她哥哥是先天性脑膜瘤，一出生头顶外面就长了一个脑膜瘤，随着年龄的增长而长大，曾多次做手术。1年多前因为脑瘤太大无法手术，身体状态每况愈下，几至度日如年。

患者家属不甘心，四处求医，广州、上海、北京等大医院都去了，都说无法手术。患者头顶上的瘤像个大菜花一样，盘踞了整个头，不仅头痛得厉害，还溃烂流脓。患者躺在床上，就只有等死了。患者家人不忍心，经人介绍，抱着死马当活马医的心态找到老师。

老师的第三诊处方是以泽泻汤加仙方活命饮加减（农本方）：

泽泻 30 克	白术 15 克	天麻 10 克	半夏 10 克
远志 6 克	石菖蒲 6 克	金银花 30 克	防风 10 克
白芷 10 克	当归 10 克	陈皮 10 克	天花粉 30 克
浙贝母 15 克	赤芍 10 克	甘草 10 克	皂角刺 30 克
穿山甲 10 克	天花粉 30 克		

冲服，每天 1 剂，分两次喝。

另外老师还开了外用的药（农本方）：大黄 30 克，青黛 10 克，地榆 30 克，黄连 30 克，栀子 30 克。直接混合撒在脓疮上面。

经过老师内服和外用双管齐下治疗，患者流脓血的疮口慢慢愈合了，头痛症状明显减轻，头顶部的肿瘤也较前慢慢缩小了。患者家属非常满意，这 1 年多来都坚持找老师开药。

老师说，虽然我们暂时还不能让患者的肿瘤消失，但通过中医治疗，可以让它不再继续发展，而且它现在在慢慢地缩小。这既减轻了患者的痛苦，又提高了患者的生存质量，从这种意义上讲已经是疗效显著了。

说到脑瘤，老师有自己的经验方——泽泻加半夏白术天麻汤。

泽泻 30 克	天麻 10 克	半夏 12 克	白术 15 克
露蜂房 12 克	蜈蚣 2 条	全蝎 10 克	土贝母 10 克
山慈菇 10 克	远志 6 克	石菖 6 克	乌梢蛇 10 克

《脾胃论》云："此头痛苦甚，谓之足太阴痰厥头痛，非半夏不能疗；眼黑头旋，风虚内作，非天麻不能除，其苗为定风草，独不为风所动也。"

该方有祛风利水化痰、软坚散结开窍的作用，老师说这个方可以作为中医治疗脑瘤的靶向治疗。单用这个方并不足以治疗溃烂的肿瘤，所以老师加上了治疗疮疡的仙方活命饮，这个方不是传统意义上出自《伤寒论》或者《金匮要略》的经方。

仙方活命饮出自《校注妇人良方》，具有清热解毒、消肿溃坚、活血止痛的功效。

主要成分：

白芷 3 克	贝母 6 克	防风 6 克	赤芍药 6 克
当归尾 6 克	甘草节 6 克	皂角刺 6 克（炒）	
穿山甲 6 克（炙）	天花粉 6 克	乳香 6 克	没药 6 克
金银花 9 克	陈皮 9 克		

本方主治疮疡肿毒初起而属阳证者。

病案 2

患者某翁，男，50 岁，陕西人，中医爱好者。因脑膜瘤术后面诊，用我的处方年余，自述肿块缩小一半以上。因此，他买了我的《中医抗癌临证新识》《120 首千金方研究》《我的经方我的梦》《经方人生》等几十本，自学并外送了不少人。2017 年 3 月 15 日电话要求看病开方，认为自己脑膜瘤术后，局部有脓。

我建议面诊或去医院确诊，但他恳求我开方。无奈收微信："2014 年 3 月手术，剥除脑膜瘤外围，剩余最大直径 2.9cm 的残瘤，补以硬脑膜，外加六个自攻螺丝及两个钛金链接片。此后此处就一直抽痛，前两年是最寒时及最热时夜里疼，今年是寒热交作，心脏像漏气一样不得劲，我说有脓是根据头部螺丝处有跳痛感。

再一个，《伤寒论》中有这么一句话，诸脉浮数，当发热，而洒淅恶寒，若有痛处，饮食如常者，蓄积有脓也。反正，现在恶寒是一般现象，晚上 12 点到晨 5 点，间隔性潮热出汗，尤其恶寒，开了电暖器，稍缓解。"

舌红，苔黄厚。辨为太阳少阳合病。

处方：

麻黄 12 克	桂枝 12 克	白芍 15 克	赤芍 15 克
柴胡 15 克	黄芩 15 克	白芷 15 克	生姜 5 片
大枣 6 个	甘草 15 克		

其后微信："①下午 2 点吃药，现 25 分钟过去了，正常，身体温凉，头脑清醒，无不良反应，关键就看后半夜，反正现在有向愈的迹象。②恩人，截至晚 7：30，还是暖烘烘的感觉，4 点时还有点恶寒的感觉，关键观察天

将明时。③感谢恩人，又一次给了我奇迹，又一次救了我，晨5点醒，到6点有轻微恶寒感，现稍减，确实是一剂知。"

2017年3月17日微信："晨2点发热明显，脉数，恶寒不明显，热明显。"见舌苔黄而干，原方加石膏30克。

2017年3月17日微信："恩人好，大师就是大师，您是以宰相之才经理五藏五味，我说您是当代孙思邈，没有贬低孙圣人，秦地古今二圣二相辉映，昨晚2点醒，潮热微汗，（我看书这好像是稳妥祛湿不伤正的做法）脉仍数，但心不恍恍，早晨精神好，正气足。西医讲的五大绝症，至此可以闭口了。您治癌、白血病、类风湿，那已是熟题一道，至于渐冻人症，我认为那是风寒湿从太阳经向其他经络的逐步传变、深化，凭先生昨晚这一着棋，我看渐冻人症由先生拿下，已无疑义了。"

2017年3月22日微信："现症微汗，主要是心脏睡起后紧蹦直跳。"视其苔白厚，按痰浊痹阻、胸阳不展，用经方瓜蒌薤白半夏汤加味：瓜蒌30克，薤白12克，法半夏15克，丹参30克，葛根30克，赤芍30克。

2017年3月23日微信："感谢恩人，昨夜情况大好，原来右寸脉数，现在仍数，但大大缓解。原来心脏快得像要跳出胸腔去，现在缓和很多了。原来黎明就躺不住了，非要站起来活动才能心安，现在天大亮了还不想起床，好的想不到，那我再吃一天再看吧。药像导弹一样，一打一个十环，恩人，你给用的是远程洲际导弹，千里之外胜负稳决，非常感谢。"

2017年3月23日微信："今早心跳稍剧，右寸稍数，懒在床上不想起来，好于昨天，继续吃药。"

2017年3月24日微信："先生，继续好转，昨晚8点吃药，不经意迟至1点睡，一夜无梦无起夜，至早8点醒。"

2017年3月25日微信："您这个药好像对我夜1点醒、4至5点才能复睡的失眠症有特殊作用，原来礼泉的老中医，给我开的温胆汤，有作用，不挖根，我守您这个方子，看能不能解决夜里复睡难的问题，噢，早上心跳已不剧，右寸脉已不数。"

2017年3月26日微信："托先生的洪福，终于甩脱了病魔，脉数消失，脉搏平缓，心跳平稳，药已停，祝恩人星期日快乐。"

网友患者之言，难免夸大其词，但叙述病情真实生动，为我们提供了鲜活的语言描述资料。虽然从中也能看出中医爱好者读书一知半解的情况，但也反映了我们对仲景原文还未必那么熟悉。这也是我保留原话的良苦用心，知我罪我，悉在足下。

脑瘤·癫痫

官女士，45 岁。珠海人。2018 年 5 月 16 日深圳宝安中医院初诊。

主诉：间断抽搐两三年，伴右侧肢体活动不利。

2016 年 4 月 15 日 MR 示：左顶叶占位，胶质瘤？拒绝手术，续断用中药治疗。抽搐一般在月经前、睡眠中发作，由 3 月 1 次变为 1 月 1 次，最多时一晚 12 次，生气及疲倦时加重。现白天亦有发作，发作后长时间叹气。

汗多恶风，眠可，夜间手麻，大便秘结，自觉阴吹，经间期出血。

长时间看书或手机就会有头晕眼花、颈痛等不舒服症状。经常夜晚右脚无名趾痛，有时刺痛而醒。走动时右髋及右膝关节咔咔响。重度抽搐前几天大多会眼干涩。发病后易牙龈出血，每次抽的时候都有。

每天早上起床有痰，原来多数是稀稀的清痰，现在越来越少了，偶尔会有少量的黄色或灰色黏痰。抽搐现在一周有两三天会严重发作。吃五谷杂粮，基本素食，每天艾灸，简单运动，按摩腹部。

神清，精神可，面色晦暗萎黄。

舌质淡，苔白厚，舌下脉紫黑，脉沉弦。

病属癫痫，证属风火痰瘀，上犯髓海。

法当清风火，益脑髓，化痰瘀。

方用柴胡桂枝汤加味。

处方：

| 北柴胡 20 克 | 黄芩 15 克 | 姜半夏 30 克 | 人参 10 克 |
| 炙甘草 15 克 | 桂枝 15 克 | 白芍 30 克 | 生姜 4 片 |

大枣 6 枚	石菖蒲 20 克	制远志 10 克	茯苓 10 克
龙骨 20 克	煅牡蛎 20 克	胆南星 15 克	川芎 30 克
防风 20 克	蜈蚣 2 条	菊花 60 克	山药 30 克
当归 20 克	藁本 15 克		

28 剂，每日 1 剂，水煎服，每日 2 次，每次 150mL。

2018 年 6 月 11 日微信："王老师您好！我是珠海脑瘤患者，首先感谢您的治疗。吃药后，大多数症状基本消失，10 剂药后没有大的抽搐，但 20 剂药（经期第 2 天开始）后连续 3 天上午严重抽搐 1 次。

偶有胸口不适，心烦心慌，每晚多梦，痰多，打嗝多。还有喝药后，也经常右脚无名趾晚上痛醒，后脑头皮痒，偶有其他地方痛一下，我觉得是吃药后的排病反应。外出不便，请网诊开方。"

乃在原方基础上加鱼脑石 20 克，荆芥 20 克，加强化痰祛风之功。

按语： 日本医家虽有用柴胡桂枝汤治疗癫痫的经验，但无理论解释，我多次照搬取效。随着这几年我对"风邪入里成瘤说"研究的深入，脑瘤以及引起癫痫的病因病机，渐次明朗。

营卫不和，风邪乘虚而入，先太阳，后少阳。少阳胆经与髓关系密切，髓通于脑，脑为髓之海。故风邪每每通过太阳、少阳直入脑髓，风火相煽，炼津成痰，由气入血，胶结难除。

风邪攻窜不定，则抽搐频发。膀胱、胆与骨髓的密切关系，在古代医家已有论述。《太平圣惠方·卷第五十三》："膀胱者，津液之府，宣行阳气，上蒸入肺，流化水液，液达五脏，调养骨髓。"《医心方》引《删繁方》："凡髓虚实之应，主于肝、胆。若其脏腑有病，从髓生。热则应脏，寒则应腑。"

《伤寒论》第 11 条："病人身大热，反欲得衣者，热在皮肤，寒在骨髓也；身大寒，反不欲近衣者，寒在皮肤，热在骨髓也。"平时讲，这条就是辨别真热假寒还是真寒假热的。

但是我想，这可真是张仲景唯一一次讲骨髓的条文，他是放在总论最后一条讲的，大意就是《伤寒论》呢，主要是讲伤寒疾病的基本传变，就是所谓的六经传变，还有一些传变途径比较少见，比如说直接传入骨髓的，就从略了。

现在看来，好多骨髓以及脑部肿瘤，多是外伤风寒的传变，直中少阴者有之，直中脑髓者也有之。这还真应了古人"风为百病之长"这句话。

本案虽然沿袭柴胡桂枝汤治疗癫痫的经验，但理论上是找到风邪的来路和出路（太阳少阳）以及相应方药（柴胡桂枝汤），再从辨病的角度予定志丸（人参、石菖蒲、制远志、茯苓）合龙骨、煅牡蛎安神定志，胆南星化热痰，蜈蚣化瘀祛风，川芎、防风、菊花、山药、当归、藁本皆养血、补肝肾、祛风之品。菊花、山药重用，乃学习《金匮要略》侯氏黑散、薯蓣丸的结果。

颅内生殖细胞瘤

杜某，男，7岁。2016年10月27日在重庆医科大学附属儿童医院确诊：（松果体）生殖细胞瘤。颅脑核磁共振平扫：松果体区见占位性病变，大小约为13.3mm×12.5mm×12.9mm。人绒毛膜促性腺激素（HCG）：34mU/mL。2017年2月19日复查占位增大，人绒毛膜促性腺激素：57mU/mL。于2月21日进行伽马刀手术。

术后因经常头痛，于2017年5月6日初诊：面黄，经常头痛，情绪暴躁，声音粗，第一及第二性征发育接近成年人，便秘与便溏交替，纳可。

舌偏红苔薄，舌下静脉迂曲，脉弦数。

诊断：相火妄动，痰浊上扰。

选方：知柏地黄汤合半夏白术天麻汤加减。

处方：

知母 12 克	黄柏 12 克	生地黄 20 克	山药 12 克
山萸肉 9 克	牡丹皮 9 克	茯苓 9 克	泽泻 20 克
白术 9 克	菊花 30 克	天麻 12 克	姜半夏 12 克
石菖蒲 6 克	远志 6 克	蜈蚣 2 条	

60 剂，水煎服，日 1 剂。

2017年7月3日二诊：病情同上，舌红苔薄黄，脉数。上方加黄芩12克，防风12克，白蒺藜20克，30剂，进一步加强清热、化痰、祛风的力量。

此后每月按时复诊，取药30剂。处方以初诊方为主，中间的变化有因为头痛严重加全蝎6克，竹茹12克，以祛风通络，清热化痰。阴虚明显加桑椹12克，女贞子12克，旱莲草12克；尿频加覆盆子12克，金樱子12克，桑螵蛸12克，栀子12克。

2018年9月3日六诊，第一性征和第二性征已经回到儿童的模样。2019年3月4日第七诊后病情逐步好转，头痛未再发作，患儿身体健康，发育良好，处方随证略做调整。一共取药17次。

2019年11月11日，父亲发来微信问："王教授，非常感谢您！孩子目前状态很好，吃饭、睡觉都好。2019年7月11日核磁共振平扫脑实质未见明显异常，10月7日检查人绒毛膜促性腺激素水平＜1.00mU/mL。"

我给弟子们讲："炉烟虽熄，灰中有火。此病病因又正是相火妄动，需要再巩固治疗，用初诊的处方，去掉蜈蚣，30剂，每两天一剂。"

按语： 颅内生殖细胞瘤经过伽马刀手术后两年多的中医治疗，症状消失，肿块消失，化验指标正常，实属不易。约800剂中药，之所以平稳而有效，是初诊就抓住了"相火妄动，痰浊上扰"这个基本病机，正确选方知柏地黄汤和半夏白术天麻汤加减，且能守方。疗效是硬道理。

听神经瘤

病案 1

廖先生，男，49岁，2005年9月22日初诊。自述患听神经瘤近两年，做伽马刀手术1次。

刻诊：口眼㖞斜，右耳失聪，视物模糊，流泪，全身关节疼痛，转侧困难，右肩发胀，右手偏黑，纳眠可，二便调。

舌红少津，苔黄厚，脉滑。

处方：

胆南星 10 克	全瓜蒌 20 克	土贝母 15 克	山慈菇 10 克
柴胡 10 克	黄芩 12 克	半夏 12 克	玄参 12 克
石菖蒲 10 克	远志 10 克	鳖甲 30 克	生牡蛎 30 克
莪术 12 克	海浮石 30 克	青礞石 20 克	麦冬 15 克

6 剂，水煎服，日 1 剂。

2005 年 9 月 29 日二诊：诸症减轻，膝痛，舌脉同前。处方：①上方加红参 10 克，杜仲 12 克，独活 10 克，龟甲 12 克。10 剂，水煎服，日 1 剂。②蛇莓颗粒 20 袋，蛇六谷颗粒 20 袋，各 1 袋，冲服，1 日 2 次。

2015 年 6 月 15 日三诊：10 年前服药后平稳，无不适，乃停药。近 1 个月来，右太阳穴处偶发针刺样疼痛，每次发作持续 1～2 秒，已发作 20 余次。呕吐两次，面色适中，口角左歪，稍有腹泻，纳眠可，小便正常。舌红少津，苔黄厚，脉沉滑。

柳州市人民医院 MR 提示：右侧桥小脑角区占位，考虑听神经鞘瘤，病灶囊性改变 2.8cm×2.7cm×4.3cm，第四脑室水平以上梗阻性轻度脑积水。

辨证：痰热上蒙清窍。

处方：泽泻汤合黄连温胆汤加味。

泽泻 30 克	白术 12 克	黄连 12 克	全瓜蒌 30 克
法半夏 15 克	陈皮 12 克	茯苓 12 克	枳实 15 克
竹茹 12 克	炙甘草 6 克	生姜 6 克	乌梅 6 克
柴胡 12 克	黄芩 12 克	桑叶 12 克	牡丹皮 12 克
蜈蚣 2 条	全蝎 9 克	白芍 30 克	石菖蒲 15 克
远志 6 克	土贝母 1 克	山慈菇 15 克	蒺藜 30 克
防风 12 克			

5 剂，水煎服，日 1 剂。

按语：听神经瘤，我已用中药治疗数例，效果可靠。今值广西中医药大学应届毕业生卢航在侧，他整理病案并进行了方药分析，深得个中趣味。

泽泻汤合黄连温胆汤升清降浊，清热化痰。加全瓜蒌取小陷胸汤之意，助黄连温胆汤理气化痰；生姜、柴胡、黄芩取小柴胡汤之意，疏理三焦，通调水道，使清者易升，浊者易降；桑叶、牡丹皮清血分之热；乌梅收敛止泻；蜈蚣、全蝎活血通络止痛；白芍合炙甘草养阴且缓急止痛；石菖蒲、远志化痰通窍；土贝母、山慈菇化痰软坚散结且能养阴；颠顶之上唯风药可达，加蒺藜、防风直达病所，祛风散邪，使邪从表出。

袁炳胜按：肿瘤之为病，其形成多非一朝一夕。不唯病根深痼，一般对症治疗，难于建功；尤其多数肿瘤，其表现出临床症状时，多数已经影响脏腑经络，气血失调，阴阳失和，寒热错杂，表里同病，病机复杂，顾此则失彼，既难以下手，也是难以稳定病情、促进恢复的重要原因。

观此案脉证，症见耳、目二窍，及周身关节疼痛；舌脉则见痰热滞郁、津液损伤之象。治则以清热化痰为主，伍以小柴胡汤，扶正祛邪，通达三焦；又辅以活血散结，调其升降，开窍、透风、散邪，结合用之，而获佳效，此知标知本，明证善治，始获良好效果也。

病案 2

2016年正月初六，我收到陕西省礼泉县45岁李先生的短信："先生馈我川芎方，消痛黄金仲景枪，古耀药王紫烟长，今见合阳起红光。"读后顿觉心情愉悦。

求李先生自述病情及治疗经过，回短信云："2007年12月，左侧头部受外伤，未出血，2008年夏CT：听神经瘤。之后一直寻求中医办法未果，2014年3月在瘤大至4.5cm影响不能行走之时，在唐都行手术及光子刀，因手术未彻底有残留，2015年夏，头痛初起，找先生，与我以川芎汤，服后痛减。

处方：

川芎 30 克	防风 12 克	天麻 12 克	白芍 12 克
白蒺藜 30 克	红花 12 克	葛根 30 克	僵蚕 12 克
骨碎补 30 克	炒杜仲 12 克	当归 12 克	生首乌 15 克

经方医案·肿瘤篇

王三虎

远志 6 克 　　　　石菖蒲 12 克 　　　制龟甲 30 克 　　　蜈蚣 2 条

30 剂，水煎服，日 1 剂。

我在夏季最热的 6 月吃完 30 剂，不痛后再未吃。春节前有痛感，又购 20 剂。后找先生诉二肾热，夜 1 点眠醒，又加每剂黄连 9 克，女贞子 12 克，服后痛减，因痛减高兴，遂乱编两句，没想着要先生回，只想要先生分享一下我的快乐，你的成果，在此，谨祝先生好好放松一下，着眼未来，舒坦放缓，享受生活，活到百五。"

第二天又补充道："我言百五非醉了，人寿理论百七多，古贤百岁有人物（孙思邈，赵佗），农村现在也不缺。寿上一百完全是可以做到的，关键一百多多少，这个不好办，以先生的仁心与胸怀，我想这个问题不是个问题，深深祝愿。"我回复："谢谢吉言，互勉吧。以前我只知道教学相长，现在我才知道医患相通。"

朝虎按：听神经瘤术后的头痛，颠顶之上，唯风药可及。王老师更有"风邪入里致癌论"的思想。川芎、防风、天麻、白蒺藜祛风通络，白芍、天麻、僵蚕、蜈蚣平肝风，首乌、当归、白芍养肝血，肝血得养，肝风自息。龟甲则更是滋补肝肾阴，滋阴息风。滋水涵木绝肝风之源。更是力求斩草除根的思路。石菖蒲、远志息风化痰、通络，兼有引经药的意思。

整体立方严谨，配伍精当，体现的是对病理机制的深入掌握，而理法方药中蕴含精深的辩证思想，值得反复深入体会。网上求诊，王老师只要有空，尽力回复帮助，济世救人无所求，救好而不知名者不在少数，也是一种坦荡虚无的仁爱胸怀，对自己身体好，也是我们后学的典范。

左耳恶性肿瘤

孔先生，68 岁，2019 年 8 月 31 日，从安徽宿州赶往西安市莲湖区天颐堂中医医院就诊。

主诉：左耳肿块，从记事起就有，逐渐由小到大，生长增速 3 个月。在蚌埠、上海等多家医院按恶性肿瘤诊断，要求切除左耳。患者及家属拒绝。遂来西安求诊，要求保守治疗。

刻诊：触碰易出血，大如两个大拇指，形似熟透桑椹。目赤面赤，颧有血丝，声高气粗。血糖高，服用二甲双胍。心脏支架植入 6 年。

舌苔水滑，脉滑。

病属恶疮，证属血中热毒。

以清热凉血解毒的犀角地黄汤加味。

处方：

水牛角丝 30 克	生地黄 30 克	生丹皮 20 克	赤芍 20 克
生黄芩 12 克	紫草 15 克	升麻 20 克	醋鳖甲 20 克
川牛膝 30 克	龙胆草 10 克	地榆 30 克	槐角 20 克
白花蛇舌草 30 克	半枝莲 30 克	土贝母 30 克	王不留行 30 克

30 剂，日 1 剂，水煎服。

2019 年 10 月 31 日二诊：自诉服药后腹泻，多至无数次。被迫停药一两天再吃，乃至几天一剂。肿块未见再长，偶胸闷。经其子劝说勉强来诊。舌暗红，脉滑数。

病从小到大，热毒深重，不加大药量不足以扭转局势。服药腹泻，正是热毒外出之一途。故虽泻而精神不减。久病胸痹，亦当兼顾。上方加大青叶 30 克，土茯苓 30 克，黄连 10 克，瓜蒌 30 克，薤白 15 克，26 剂。

2020 年 1 月 1 日三诊：患者情绪高涨，带夫人同诊。言上次加大药量后，腹泻更加严重，也要吃 1 剂停一两天。大约 20 天后，肿块逐步缩小，又自加用透骨液（急性子、三分三、延胡索、白花菜子、透骨草、生草乌、红花、当归、细辛、防风、丝瓜络、肉桂、干姜、樟脑各 10 克，白芷、桂枝、麻黄、荜茇各 5 克，冰片 3 克，尖椒 10 个，75% 乙醇 1000mL 泡 10 天后用，一天 1～2 次）外搽。目前自觉肿块缩小四分之三，现在即使挠抓，亦无出血，自叹真乃奇迹。

刻诊：面赤目赤，精神不减。舌红苔薄，脉滑。遂第一诊方加白头翁 20 克，乌梅 20 克，20 剂。

按语： 矫枉过正，事出无奈，七年之病，三年之艾。正确对待服药反应，持之以恒，内服外用，方得恶疮治疗个中之趣。第三诊，病已回头，趁势减药。加白头翁乃《神农本草经》"逐血"之意，用乌梅既可减轻腹泻，也可消疣去赘，何乐不为！

舌　癌

赵女士，56岁，马来西亚人。2015年5月12日以"患舌癌4个月，化疗3次"，慕名来柳州市中医院求诊。

刻诊：面黄无华，左舌肿块如鸽卵，色紫暗，疼痛连齿及左耳、左侧头部。颌下肿块如枣大，纳差眠差，大便时坚，尿频，咽不红。

舌淡苔白，舌难伸，脉细弱。

病属舌岩，证属寒痰凝结，肺胃不和。

方以半夏散及汤加味。

处方：

法半夏 20 克	桂枝 12 克	炙甘草 12 克	甘草 12 克
土贝母 15 克	山慈菇 15 克	瓜蒌 30 克	白芥子 12 克
浙贝母 15 克	川贝母 12 克	红参 12 克	牛蒡子 12 克
山豆根 6 克	桔梗 10 克	木蝴蝶 12 克	瓦楞子 20 克
猫爪草 15 克	细辛 3 克	徐长卿 30 克	肿节风 30 克

水煎服，日1剂。同时入院放疗30次。

2015年7月15日带药出院回国。肿块缩小不明显，疼痛依然，咳嗽，乏力。舌偏红，脉数。乃寒痰未去，热邪伤阴，气阴两虚，以自拟海白冬合汤加味。

处方：

浮石 30 克	白花蛇舌草 30 克	麦冬 12 克	百合 12 克
苦杏仁 12 克	瓜蒌 15 克	党参 12 克	桔梗 10 克

甘草 10 克	款冬花 12 克	熟地黄 20 克	黄连 10 克
肉桂 6 克	红参 12 克	浙贝母 15 克	木蝴蝶 12 克
藏青果 6 克	射干 12 克	马勃 6 克	盐菟丝子 12 克
益智仁 10 克	炙甘草 12 克	白芍 30 克	

60 剂，农本方颗粒剂，日 1 剂，冲服。

2016 年 3 月 28 日复诊：面色偏黄，近日复查舌上及颌下肿块消失，舌体肿麻，偶尔出现，睡眠偶差，食可，二便可。

舌体瘦小，脉寸浮尺弱。

诊断：心肾不交，气血两虚，痰浊未尽。

上方减制农本方颗粒剂：

浮石 30 克	麦冬 12 克	百合 12 克	苦杏仁 12 克
瓜蒌 15 克	党参 12 克	桔梗 10 克	甘草 10 克
款冬花 12 克	熟地黄 20 克	黄连 10 克	肉桂 6 克
红参 12 克	浙贝母 15 克	木蝴蝶 12 克	射干 12 克
盐菟丝子 12 克	益智仁 10 克	炙甘草 12 克	白芍 12 克

60 剂，日 1 剂，冲服。

其间曾委托柳州朋友照上方取药寄回两次，120 剂。2017 年 4 月中旬，我从马来西亚讲学回来不久，该女士再来柳州，病去八九，上方损益再取 60 剂。至 2019 年 9 月 1 日仍有联系，得知其健康生活着。

"厚朴"按：舌癌，临床少见，此案，王老师辨为寒痰凝结、热邪伤阴、气阴两虚证，配合放疗，短时间内竟然肿块消失，疗效真是可喜可叹！初诊半夏散及汤，临床少用。王老师《我的经方我的梦》一书中多有应用案例。

复诊，病情变化，用海浮石、浙贝母、射干化痰散结，麦冬、百合、瓜蒌、款冬花养肺阴，白花蛇舌草、射干、马勃、桔梗、甘草、杏仁利肺清热，木蝴蝶、藏青果利咽润肺，菟丝子、益智仁、熟地黄补肾之阴阳，芍药甘草汤酸甘养阴止痛。

大病顽疾、慢性病有方有守，要坚持守方才能收效，医者心中定见非常重要。很多时候，我们缺乏的是一种辨证的思路。一旦思路明确，切合病机，收效就是自然而然的事情了。因此，汲取明师的思路，对临床水平提高非常关键。

舌后癌

Peter，瑞士人，男，67岁。平时身体状态很好，但睡眠不好，入睡难，也有一年半牛皮癣史，主要在背上及股后，晚上偶有潮热，经服用知柏地黄丸半年，以上症状均得到很好改善。

2017年1月因感觉吞咽困难，咳痰带血丝，伴有咽痛，查内镜并取样化验，2017年2月确诊舌后癌（面积较大），同年5月10日结束40次放疗和3次化疗。放化疗期间在医院住院有过一次短暂昏迷，短时自醒。疗养两周回家后也有一次无明显原因而感到胃脘部以下有牵扯样痛，并伴剧烈寒战，乏力并口唇青紫，意识尚清，持续4小时后未做处理自行缓解。

症状（6月11日前）有寒热往来，夜热昼冷，白天四肢冷，偶有盗汗，头晕目眩，吐白沫，恶心，时呕吐，少许胃脘胀痛，呃逆，惊悸时作，胃纳尚可，欲食，进食疼痛，口渴多饮，喜凉饮，大便日1行，小便棕黄，尿频，夜尿4～5次，睡眠差，夜不能寐，在早晨4～5点睡得好。两眼内眦处色青暗。这段时间服用生脉饮，每天9克。

2017年6月11日经王三虎专家会诊并开处方如下：

麻黄 9 克	升麻 12 克	生石膏 30 克	黄精 10 克
玉竹 10 克	柴胡 12 克	黄芩 12 克	人参 12 克
半夏 15 克	生姜 12 克	炙甘草 10 克	生龙骨 12 克
煅牡蛎 12 克	桔梗 10 克		

服药20天。并每天喝一杯红参、花旗参浓汤。

在服药1周后，以上所有症状均得到缓解，精神好，没有再出现其他不适。后来因中药已服完而没有再续，故暂时服生脉饮。这两天情况又转差（在3天前完全停服西药，包括吗啡止痛药、止呕药、通便药）。

现在状况：失眠严重，疲乏嗜睡，后腰背痛，双腿沉重，作呕，夜有潮热，心烦，并停中药后又开始吐白沫，口干咽燥，夜尿 3～4 次。请问：是否继服原方，可否加酸枣仁（养心益肝、安神敛汗）和丁香（温中降逆、散寒止痛）？答曰：舌红少苔，有心肾不交之嫌，原方加黄连 9 克，阿胶 9 克，酸枣仁 12 克，竹茹 12 克。

按语： 这是我在瑞士讲学的示教病例。所以，前面是学员写的，回答是我于 2017 年 7 月 15 日清晨写的。麻黄升麻汤又一次显现威力，也验证了我"风邪入里成瘤说"和将麻黄升麻汤作为咽喉癌、舌后癌主方的观点。

2018 年元旦，我收到微信："祝老师、师母新年快乐，心想事成。我先生 Peter 和我一起问候你们，他现在状态很好，也一直都在吃王老师开的处方。"

2018 年 5 月 7 日 Peter 夫妇来西安市中医院找我，喜形于色，吞咽恢复十之八九，夜间有痰，颠颞不适，眠差，内眼角附近偏黑，时发皮肤瘙痒。坚持原方，大便偏稀，时停汤药服参苓白术散几天就好。

舌红有裂纹，苔薄，脉滑。

我仍取麻黄升麻汤意：

升麻 15 克	麻黄 10 克	生石膏 30 克	玉竹 12 克
黄精 12 克	生地黄 30 克	玄参 15 克	麦冬 18 克
白芍 15 克	甘草 10 克	黄连 10 克	知母 12 克
生晒参 10 克	桔梗 12 克	天花粉 30 克	白芷 10 克
地骨皮 12 克	射干 12 克	白薇 12 克	牡丹皮 12 克

舌根恶性淋巴瘤

刘女士，65 岁，陕西省渭南市合阳县人。2018 年 1 月 5 日以确诊"舌根部弥漫大 B 细胞淋巴瘤（非生发中心型 II 期）右侧颈部淋巴结转移 8 个月"初诊于西安市天颐堂中医院。虽经放疗及两个疗程化疗，肿块不见缩小，舌根牙根疼痛越来越重，痛连右耳，喝水都可使疼痛加重。患者拒绝第3次化疗，决心改用纯中医治疗。

刻诊：痛苦难忍，痛不欲生，面黄眠差，食少，二便尚可。

舌红少津，有裂纹，脉弦。

辨证为心肺经阴虚热毒，以麦门冬汤加味30剂予服。

2018年3月14日二诊：疼痛明显减轻，食少，面黄面胀，汗出，口干少津，舌红而干，脉沉。近日住院检查舌根区肿块变化不著，有活性减低可能。患者仍坚持纯中医治疗。胃热之象已显，上方加生石膏30克，牡丹皮12克。16剂。

2018年7月6日三诊：效，复查舌根肿块消失。牙龈疼痛，食增，颊有瘀斑，面黄，眠可，大小便可，舌光少津无苔，脉细弦。上方续服15剂。

2018年12月3日四诊：近日复查正常。面黄，大便干，2日1行，舌干少津，中裂，脉沉。有形肿块虽然消失，阴虚体质改善不易。上方加重生地黄、玄参、白芍量。30剂。

2020年6月28日十诊：病已3年，因疫情停药半年，上火牙疼，大便干燥，食少面黄，眠可，舌红无苔中裂，脉弦。以心火上炎，阳明腑实辨，予导赤散、白虎汤、海白冬合汤。

处方：

生地黄60克	川木通6克	淡竹叶10克	甘草10克
生石膏60克	知母10克	山药10克	海浮石30克
麦冬30克	白英30克	百合30克	

20剂，水煎服，日1剂。

2020年8月3日十一诊：牙龈上小结节消失，大便仍干，舌红光而干，脉沉。上方基础上加重石膏、生地黄、知母量，再加瓜蒌30克。10剂。

2020年9月2日十二诊：效，牙不痛，大便通，舌红无苔，脉细数。上方百合、麦冬增量为各50克。10剂。

按语： 作为长期坚持临床的高年资中医肿瘤医生，我常常习惯倾听患者的主观感觉，也不过多要求反复检查，这是由我没有医院工作量的压力和患者口袋里的钱有限决定的，所以，我不差疗效，差的是大量的临床资料的详细对比。

这个患者是老乡，也送过我锦旗，口头表扬的言辞足以让在场学生激起刻苦学习的热情。但检查资料丢失不全，是我不愿成文的原因。但是，时间会证明一切，尤其是次日，也就是8日在西安市易圣堂国医馆联想到同样的舌根淋巴瘤患者，才是使我想写这个医案的动机。无独有偶，小小的病例积累多了，还是能说明一些问题的。

该老年男性患者是2016年春节前一天上午和另一个泌尿系统恶性肿瘤发热2个月不退患者一起在天颐堂中医院我临时加班看的。那个患者退热明显，另当别论。这个患者每月1次，连续不断跟诊，至今几近康复。我的内心还是有成就感的。话已至此，如果资料略显粗疏，那就把这篇短文看作医话吧。

喉 癌

周先生，58岁。2021年8月25日网诊。

喉癌术后1年半，复发1个月。拒绝重质子、放疗、化疗等，要求中药治疗。

刻诊：咽部异物感，有痰咳不出，舌暗红，苔薄黄。

方用麻黄升麻汤加减。

处方：

麻黄 9 克	升麻 30 克	鳖甲 15 克	桔梗 12 克
蝉蜕 12 克	牛蒡子 15 克	射干 15 克	诃子 12 克
川贝母 6 克	僵蚕 12 克	蜈蚣 6 克	山豆根 9 克
甘草 15 克			

10剂，颗粒剂冲服，日1剂。

3 天后咳出两条暗黑色条状物（见图 1，本书图片统一附在书后），顿觉咽喉清爽许多。两天后再咳出暗红色痰，颜色淡了许多。

2021 年 9 月 1 日再寄原方 10 剂。7 日微信："我夜里躺着休息时喉咙有异物，鼻通，呼吸通，起身轻松吐痰，量多带泡沫，有一米粒大小浓痰粒。起床稍运动一下，喉咙干燥，咳痰难，喝水润之便吐出痰。"

2021 年 9 月 19 日患者来深圳宝安中医院流派工作室面诊，不仅症状明显减少、减轻，且拿出近期喉镜检查结果，原先的"右室带外侧隆起"等未再表述，客观和主观相一致，效果显著。

处方：

升麻 50 克	鳖甲 20 克	花椒 5 克	甘草 15 克
当归 10 克	蜈蚣 4 条	桔梗 15 克	射干 15 克
牛蒡子 15 克	红参 15 克	山豆根 15 克	黄芩 15 克
玄参 15 克	麦冬 30 克	生石膏 30 克	百合 30 克

7 剂，水煎服，日 1 剂。

按语： 这几年我发现，喉癌相当于厥阴病的麻黄升麻汤证，治之多有效验。随着对阴阳毒病研究观察的深入，也觉得阴阳毒包括了喉癌。所以，面诊时以升麻鳖甲汤为主，加强攻毒解毒之力。古语云：旧书不厌百回读，至理还从万事经。请事斯语！

喉癌·皮肤癌

董某，男，43 岁，陕西渭南人。2017 年 11 月 5 日初诊。

喉癌手术后半个月，皮肤癌十余年，银屑病。全身多处皮肤结节，伴大面积皮疹发红发痒。怕冷，自汗，眠可，大便可，食欲可，咳黏稠白痰。舌淡红，苔薄，脉数。

诊断完毕后，这里有一个小插曲，我针对患者皮肤的病情，专门询问了一句："回忆一下，你在发病以前，有没有淋过大雨吹过大风之类的情况呢？"

患者恍然大悟地说："我在16岁的时候，有一次在大雨中赶路，大风大雨中走了很长时间，当时没在意，3年后开始长牛皮癣，紧接着全身的皮肤包括手心、手背都溃烂流水，然后结硬痂子，厚得深入到肉里面，像钉子一样，而且红肿发痒，就这样痛苦地过了十多年，又被诊断出得了皮肤癌，再后来得了喉癌，半个月前刚做完手术。"

我说："风邪入里，我们整天说风邪入里，这种皮肤癌和喉癌的病因，就是典型的风邪入里成瘤，历久不散，进而致癌。那么邪从哪里来，就要从哪里去，这个不用麻黄来宣散邪气是不行的，再结合喉癌的病情，我看用麻黄升麻汤合桂枝汤化裁。"

处方：

麻黄 10 克	升麻 10 克	红参 12 克	射干 12 克
桔梗 12 克	牛蒡子 12 克	蝉蜕 12 克	山豆根 6 克
杏仁 12 克	白蒺藜 30 克	防风 12 克	荆芥 12 克
桂枝 12 克	白芍 12 克	炙甘草 12 克	生甘草 12 克

25 剂，水煎服，每日 1 剂。

2017 年 12 月 3 日二诊：人还未到声先到。自诉："吃了药见效太快、太神奇了，服药第 3 天，身上的痒就止住了，第 5 天开始，恶风恶寒消失。继续服药，全身溃烂后长硬块的皮肤就开始陆续脱落，有的地方用手轻轻一搓，就哗哗地往下掉硬皮，会露出里面已经长好的新皮肤。

25 剂药喝完，全身的皮肤全部退换了一层，现在已经正常了。这个病让我痛苦十几年了，每年皮肤癌都需要做一次手术治疗，把溃烂后变硬结痂的地方连肉挖掉，但是不行，每次挖掉后很快就又溃烂结硬痂，14 年做了 14 次手术。"

我结合主诉，继续诊断：精神状态好，口干，胁痛，放疗后白细胞数下降，舌淡红，苔薄，脉弦。上方加柴胡 12 克，黄芩 12 克，姜半夏 12 克，生石膏 40 克。35 剂，水煎服，每日 1 剂。冀小柴胡汤疏利枢机，祛邪外出，石膏清热散结。

2018年3月4日五诊：患者精神焕发，全身舒泰，皮肤平整光滑，症状消失，送了一篮子土鸡蛋表达了他的感激之情。我还是要宠辱不惊，守方再进。

按语： 两种以上癌症同时或先后出现在一个人身上的情况越来越多见。这正是发挥中医整体观念的时机。不要说麻黄升麻汤是个难解之谜，就连《伤寒论·辨厥阴病脉证并治》也几乎成为千古疑案。

临床实践才是创新的源头，也是揭开众多医学难题包括经典著作无解之处的必由之路。我自从发现麻黄升麻汤证几乎就是喉癌的主要临床表现后，用这个看是杂乱无章、因而被众多医家误解的方剂，寒热并用，补泻兼施，润燥同调，为数十个喉癌患者带来了和缓稳定的临床疗效。

本案的关键是我们找到了典型的风邪入里成瘤、历久不散、进而致癌的活生生的证据。而且依照邪从哪里来就要从哪里去的原则，麻黄升麻汤合桂枝汤取效。

方中麻黄宣散邪气，升麻清热解毒，红参扶正祛邪，射干、桔梗、牛蒡子、蝉蜕、山豆根利咽解毒，杏仁助麻黄宣肺，白蒺藜、防风、荆芥祛风止痒，桂枝、白芍调和营卫，润燥同调，甘草炙生同用，既能补虚又能解毒利咽。

有了理论自信，就有了相应的回报。第二诊根据脉弦用小柴胡汤疏利枢机，祛邪外出。石膏清热散结，其一得益于木防己汤的灵感，而清热也是息风的高招，这从风引汤中的石膏，小续命汤中的黄芩就可看出端倪。要不然，风火相煽何时了？

软腭肿物

邓女士，62岁，柳州市人。2017年3月27日初诊。因咽喉梗阻感半月余来诊，自觉有食物黏附食管，舌红，苔薄黄，脉滑。喉镜发现鼻咽腔内软腭右侧有绿豆大小肿物，怀疑乳头状瘤？炎性肉芽？其他。曾服头孢类抗生素8天无效。

辨证属痰热上壅，肺气不宣，鼻窍不通。

以苍耳子散加味（农本方）。

处方：

苍耳子 12 克	辛夷 12 克	薄荷 12 克	白芷 12 克
细辛 3 克	桑白皮 12 克	黄芩 12 克	升麻 18 克
桔梗 12 克	射干 12 克	牛蒡子 12 克	山豆根 6 克
甘草 12 克			

5 剂，每日 1 剂，颗粒冲服。

其后复诊 4 次，共服药 45 剂。2017 年 5 月 9 日喉镜复查，软腭肿物消失。

下咽癌

周某，男，57 岁。2022 年 7 月 4 日于天颐堂中医院初诊。下咽癌全喉切除术后 16 个月，复发半年。化疗加免疫治疗后。

刻诊：颌肿，咳，痰多，喉拘紧，咽干，舌有瘀斑，苔薄脉滑，舌麻。

辨病：厥阴病。

辨证：寒热胶结，肺失宣降。

治法：寒热并用，宣肺降气。

方选：麻黄升麻汤化裁。

处方：

炙麻黄 10 克	升麻 30 克	生石膏 30 克	海蛤粉 30 克
射干 15 克	牛蒡子 15 克	当归 12 克	茯苓 30 克
连翘 30 克	白芍 30 克	玄参 15 克	葛根 15 克
甘草 10 克	桃仁 15 克	蝉蜕 10 克	僵蚕 10 克

虻虫 10 克　　　　诃子 10 克

6 剂，水煎服，日 1 剂。

2022 年 7 月 10 日二诊，大效，腹胀消，浑身有劲了，头也不晕了，眠中易醒再难入睡，脚踝水肿，大便日三四次，排便后浑身舒服。舌脉同上。上方加茯苓 30 克，20 剂。

按语： 下咽癌，较为少见，以至于专方麻黄升麻汤蒙屈受怨千余年。我少年背《伤寒》，老年悟《伤寒》，才使险些让伤寒注家陆渊雷当"洗脚水"泼掉的婴儿——麻黄升麻汤重现辉煌，岂不快哉！

甲状腺癌

周女士，51 岁。福建人。2020 年 6 月 19 日初诊于深圳宝安中医院流派工作室。以"左甲状腺癌术后半年，近日右甲状腺下叶复发或转移，心悸 1 年，术后心悸时作"求诊。

患者诉：乏力，劳累则喘，视物模糊。

舌淡，脉弱。2020 年 6 月 16 日彩超：甲状腺右叶下部近峡部实性病变 0.6cm×0.4cm（TI-RADS4a 类）。

辨病：石瘿，虚劳。

辨证：心气不足，脾肾两虚，痰毒郁结。

治法：扶正化痰散结。

选方：桂枝甘草汤、生脉散、柴胡加龙骨牡蛎汤加味。

处方：

桂枝 10 克	炙甘草 15 克	人参 10 克	麦冬 15 克
五味子 10 克	柴胡 10 克	黄芩 10 克	姜半夏 10 克
龙骨 15 克	牡蛎 15 克	大枣 30 克	浙贝母 10 克
黄芪 20 克	当归 10 克	补骨脂 10 克	山茱萸 10 克

杜仲 15 克　　　　山药 15 克

10 剂，日 1 剂，水煎，分 2 次服。

2020 年 6 月 29 日网诊：眠差。略调药量，加夏枯草 10 克，合欢花 10 克。20 剂。服药后症状好转自动停药。

2020 年 12 月 29 日复查彩超：左甲状腺区实性病变 0.7cm×0.4cm，0.4cm×0.3cm。不除外复发或转移性病变。右叶下部近峡部混合性病变 0.6cm×0.4cm（TI-RADS3 类）。上方加黄药子 6 克。服 20 剂。其后 3 个月再用原方 70 剂。

2021 年 5 月 19 日改夏枯草为 30 克，加升麻 20 克，菟丝子 20 克，增强扶正祛邪之力，20 剂。

2021 年 6 月 27 日其子微信："我妈吃完最近的药，感觉之前心悸和气喘的症状都没有了，干活后也不会觉得累，饮食，二便都正常，心态良好。最近的彩超显示有颗瘤变大，您给看下，再给调理一下。"

2021 年 6 月 15 日彩超：左甲状腺区多发实性病变，最大 1.1cm×0.6cm，不除外复发或转移性病变。右叶下部近峡部混合性病变 0.5cm×0.4cm，最大 0.11cm（TI-RADS3 类）。左侧锁骨上实性病变 0.8cm×0.4cm，肿大淋巴结？舌红苔薄。药证相符，不必改弦易辙。仍寄原方 20 剂。

2021 年 9 月 2 日，传来了好消息："王教授，真的非常感谢您！我妈在吃了这一年多的药后，这次去彩超复查，甲状腺肿瘤已经全消了，王教授真的医术精湛，妙手回春。再次麻烦您调理一下，目前我妈心悸和气喘症状很轻微，干活不会很累，饮食二便都可，吃药的阶段大便会比较溏，没吃的时候大便正常。精神状态佳，这是最近的彩超。"

2021 年 8 月 24 日彩超：甲状腺左叶术后未探及。甲状腺右叶下部近峡部低回声病变——术后改变。证属心脾两虚，化繁为简，予桂枝甘草汤合四君子汤。处方：桂枝 12 克，炙甘草 12 克，党参 15 克，白术 15 克，茯苓 15 克。30 剂。

2021 年 10 月 22 日微信："王教授，我妈吃完了这一个月的药后，我看我妈整个人气色明显感觉很好，脸色比较红润，之前心悸、气喘的症状也没有了，饮食二便都正常，您再给看下，开方调理一下，还是和上次一样，您开方，我这边抓药给我妈自己煎药哈。"

正气既已来复，当防死灰复燃，改回上上次方，20剂。

按语：真是无独有偶！前两天刚有甲状腺结节服药半年略增大、停药半年却缩小大半的案例，今又有甲状腺癌术后复发，服药140剂肿块增大，仍守原方20剂后月余肿块消失的奇效。疾病的惯性，药效的滞后，正邪交争，不仅症状可能加重，影像下见瘤体也可短时间增大，这种例子只有看到最后，才能见到真相。

浅尝辄止，缺乏自信，改弦易辙，当非大医所为。正如梁启超《自由书》所谓："凡任天下大事者，不可无自信心。每处一事，既看得透彻，自信得过，则以一往无前之勇气以赴之，以百折不挠之力以持之。"

而本案可圈可点处，还在于化繁为简，区区五味药也能取效。成绩不俗，又能居安思危，敢"杀回马枪"，防患于未然。这样自我标榜，也要有自信，顾不得可能贻笑大方的负面效应。古联云："岂能尽随人愿，但求不负我心。"

甲状腺癌术后

梁女士，50岁，深圳人。2018年10月18日在深圳宝安中医院王三虎经方抗癌工作室初诊：甲状腺乳头状癌术后近6年。

冬天鼻腔干燥不适，易鼻衄，牙齿怕酸，声嘶，喉咙干燥，力气不足，健忘，头晕耳鸣时作，乳腺增生，子宫肌瘤多年，无明显症状，吃饭可，睡眠好，口气重，口苦口干，腰骶酸痛，经期腰腿酸困，汗多。易感冒，大小便正常，双肩拘紧，喜食水果。形体精神尚可。

舌淡胖水滑，脉弱。

病属虚劳，证系久病及肾，阴损及阳。

法当补肾，十味肾气丸加味。

处方：

熟地黄 30 克	山药 15 克	山萸肉 15 克	牡丹皮 10 克
茯苓 10 克	泽泻 10 克	肉桂 5 克	附片 5 克
醋龟甲 20 克	酒黄精 20 克	干石斛 20 克	桑寄生 10 克
盐杜仲 15 克	牛膝 20 克	知母 10 克	黄柏 10 克
炒牛蒡子 10 克	甘草 10 克	白芍 10 克	玄参 10 克
生石膏 30 克			

28 剂，每日 1 剂，水煎服。

2019 年 7 月 28 日二诊：连续服上方 28 剂，鼻衄止，鼻腔喉咙干燥明显改善，牙齿怕酸，牙齿松动，腰骶酸痛等症大减，仍有口气。

2019 年 6 月 6 日体检，肠镜发现横结肠息肉（已钳除），活检"管状腺瘤"。胃镜：慢性非萎缩性胃炎。

形体精神可，舌淡胖水滑，脉弱。仍属虚劳，久病及肾，胃肠之气不畅。

治法：补肾为主，胃肠同治。

处方：上方加败酱草 30 克，薏苡仁 30 克，炒枳壳 15 克，黄连片 5 克，干姜 5 克。7 剂，水煎服，日 1 剂。

按语：甲状腺癌多为少阳经痰热成毒所致，即使手术，体质难复。而本案特殊，久病及肾，阴阳两虚，已属虚劳范围。张仲景治虚劳的肾气丸为基本方，但本案偏于阴虚火旺，所以用孙思邈的十味肾气丸，即加玄参、白芍而成，酌加填精降火之品。

复诊病症大减，兼见胃肠之气不通，仍守前方，增加通肠调胃之败酱草、薏苡仁、枳壳，乃取薏苡附子败酱散调肠，黄连、干姜辛开苦降和胃之力。药味虽多，绝非杂凑，病情需要使然。

甲状腺癌术后复发

贺女士，39 岁。2019 年 11 月 28 日初诊（网诊）。甲状腺乳头状癌术后 3 年半，复发术后 1 年，颈淋巴结持续肿大 4 个月。由 4 个月前的 8mm×4mm，到近来 B 超颈部数个淋巴结肿大，最大位于左侧，约 13mm×6mm，极恐复发如前，要求中医防止复发，回缩淋巴结。

舌淡红，苔薄。

病属石瘿，证系少阳痰热毒邪未尽。

法当疏少阳风火，清痰热余毒。

小柴胡汤合温胆汤加味。

处方：

柴胡 15 克	黄芩 15 克	姜半夏 24 克	人参 3 克
生姜 9 克	大枣 30 克	炙甘草 6 克	白芍 20 克
茯苓 12 克	陈皮 10 克	枳实 12 克	竹茹 12 克
煅牡蛎 15 克	煅瓦楞子 30 克	醋鳖甲 20 克	土茯苓 30 克
升麻 15 克	夏枯草 30 克	土贝母 20 克	猫爪草 20 克
山慈菇 12 克			

26 剂，每日 1 剂，颗粒分两次冲服。

2019 年 12 月 26 日深圳宝安中医院流派工作室二诊，B 超复查颈部淋巴结正常。偶感头晕，疲乏。舌脉同前。邪气既退，正气已虚。上方去山慈菇，改人参为 6 克，加天麻 12 克，枸杞子 12 克，30 剂。

按语： 从辨病的观点来说，小柴胡汤就是甲状腺癌预防治疗和防止复发的基本方。具体证候可以省略，除非明显偏离主要病机，这对无证可辨者来说是个好消息。

本案平易稳健，无需细说。重点要说的是升麻、土贝母和山慈菇。

升麻在宋以前是咽喉疾病的主药，经方升麻鳖甲汤、麻黄升麻汤均是针对咽喉疾病。近年来，我将其扩大到头面颈部肿块肿瘤，实与《神农本草经》"解百毒"相关。简单理解，当然可解癌毒了。

土贝母入药较晚，从外伤科引入内科，清热解毒力强，与山慈菇往往相提并论。但山慈菇有毒，一般用量不超过 15 克，且要主动间断服用，此为愚见。

甲状腺癌、肺癌

李女士，51 岁，厦门人。

主诉：甲状腺癌术后 20 年，肺腺癌（胸腔镜）术后 3 年。

现病史：2014 年 11 月 17 日因甲状腺癌术后 16 年在柳州市中医院就诊，自诉甲状腺癌术后行"子宫肌瘤切除术""乳腺纤维瘤切除术"，"肝脏结节（病理：甲状腺癌肝转移）"行"肝脏部分切除术"，

2014 年 11 月 CT 发现双肺上叶多发性毛玻璃结节，我当时诊为气阴两虚、痰浊上犯、心肝火旺，处方小柴胡汤合自拟方二贝母汤治疗。

2015 年 1 月 13 日于外院因多发肺结节行胸腔镜部分切除手术，病理提示：肺腺癌。

2015 年 2 月 12 日第三诊以小柴胡汤合自拟海白冬合汤加减治疗，反应良好。

2015 年 11 月 15 日第四诊，外院胸部 CT 提示：两肺多发毛玻璃小结节同前相仿，腹部 MRI：肝内多发小结节，肾上极小结节，胰体部小结节，颈部彩超：右侧甲状腺实质不均质结节，时予自拟海白冬合汤合小柴胡汤加减治疗。

2016 年 12 月 19 日第五诊，因伴口舌干，灼热感，以自拟海白冬合汤合小柴胡汤加减治疗（见图 2）（百合 30 克，麦冬 3 克，蒲公英 30 克，海浮石 30 克，连翘 30 克，淡竹叶 12 克，黄芩 12 克，姜黄 12 克，山慈菇 12

克，瓜蒌 15 克，浙贝母 12 克，半夏 12 克，栀子 12 克，夏枯草 20 克，青皮 10 克，柴胡 10 克，黄连 9 克，甘草 10 克，龙血竭 6 克，路路通 10 克，土鳖虫 6 克）。自持此方服用 1 年，后 4 个月自己服用补益脾胃他方治疗。

2018 年 4 月于上海行胸部 CT 发现肺部结节较前稍增大。

2018 年 7 月 22 日患者来深圳宝安中医院求诊治疗。

刻诊：精神状态气色良好，在全面问诊中患者诉流清涕，打喷嚏，皮肤风团反复发作多年，舌有火辣感，四五年仍不减，偶有咽痒咳嗽，无痰，不喘，饮水少，睡眠佳，胃纳可，大便不匀，时溏时干，现服用优甲乐。

舌淡红，苔薄白，脉滑数，

中医诊断：肺痿。

证型：风寒外束，痰热阻肺。

治则治法：祛风解表清热，化瘀化痰散结。

处方：

姜厚朴 30 克	麻黄 10 克	生石膏 40 克	黄连片 10 克
淡竹叶 10 克	姜半夏 15 克	瓜蒌 30 克	烫水蛭 10 克
燀桃仁 10 克	浮石 30 克	连翘 30 克	麦冬 20 克
百合 20 克			

5 剂，每日 1 剂，水煎服，每日 2 次。

按语："风邪入里成瘤说"我提出已经好几年了，但像这个充分体现风邪泛滥的例子还不多。没有风邪作祟，怎么会在短短几年就甲状腺癌、子宫肌瘤、乳腺纤维瘤、甲状腺癌肝转移，肺腺癌，两肺多发毛玻璃、肝内多发小结节，肾上极小结节，胰体部小结节，甲状腺结节等先后出现？没有流清涕，打喷嚏，皮肤风团反复发作多年，偶有咽痒咳嗽，大便不匀，时溏时干等症状多年不愈，怎么能认定风邪的缠绵盘踞？

虽然我早就提出"肺癌可从肺痿论治"，但对厚朴麻黄汤的深刻理解和在肺结节上充分应用还是 2016 年开始的。今日之方，远少于以往，因为我们有了拿手好戏，就能化繁为简。今是而昨非，此之谓乎！

肺癌·舌癌

强先生，45 岁，山西人。2015 年 12 月 28 日行右肺下叶切除术。病理：鳞状细胞癌 II 级，肿物大小 2.5cm×2cm×2cm，癌组织侵犯神经，支气管残端未见癌细胞，淋巴结反应性增生，未见癌细胞。因其兄患同样病症术后化疗，短期离世，几经忧虑彷徨，才决定赴西安单纯用中医治疗。

2016 年 4 月 2 日于西安万全堂国医馆初诊：诉术后头痛睑胀，不咳，无汗，舌淡胖，脉沉。

病属肺痿，证属气阴两虚，痰湿上犯。

法当益气养阴，化痰散结，祛风胜湿。

以自拟肺癌主方海白冬合汤加荆芥 12 克，防风 12 克，川芎 12 克，葛根 20 克。50 剂，水煎服。两月量。

2016 年 6 月 4 日二诊：睡多时头晕睑胀，杵状指，舌淡胖脉沉，为清阳不升，浊阴不降，上方加泽泻 30 克化湿降浊，50 剂。

2016 年 8 月 6 日三诊：服药见效，症状消失，无明显不适。舌苔水滑，脉沉。症状消失，病机未变，守方再进。50 剂。

2016 年 10 月 1 日四诊：头晕时作，舌体胖，脉滑。症有反复，足见大病之顽固，绝非短期就能了事。守方再进。50 剂。

2017 年 4 月 1 日七诊：开始在天颐堂中医院就诊两次，服药 90 剂。刻诊除痰多、口苦外，无明显不适。舌苔白，脉弦。仍用上方 50 剂。

2017 年 6 月 14 日八诊：口苦，尿浊，仍用前方 50 剂。其后间断服药，至 2020 年 1 月 6 日，微信网诊 4 次，服药 170 剂。以下方为主：

海浮石 30 克	白英 30 克	麦冬 30 克	炙百合 20 克
泽漆 30 克	夏枯草 20 克	红参 10 克	姜半夏 20 克
瓜蒌 30 克	甘草 10 克	生瓦楞子 30 克	柴胡 10 克
生黄芩 12 克	土茯苓 30 克	茯苓 30 克	前胡 10 克

生石膏 30 克　　　龙胆草 6 克

2020 年 2 月 12 日微信："我舌头上有一个烂洞，痛得厉害呢，痛上有 30 几天了，再吃个什么药呢，我拍上个照片你看看，这几天痛得饭也吃不下了。"

视其舌淡红，苔黄厚腻，以寒热错杂、胃失和降立论，法当寒热并用，辛开苦降，半夏泻心汤加味：

姜半夏 12 克	黄连 9 克	生黄芩 12 克	干姜 9 克
大枣 30 克	炙甘草 9 克	党参 12 克	女贞子 12 克
玄参 12 克	焦栀子 12 克		

10 剂，水煎服，日 1 剂。

2020 年 2 月 27 日微信："寄的药吃完了，舌头痛还厉害了，现在烂了两处了，再加个什么药呢？"半夏泻心汤治疗口腔溃疡久经考验，既然无效，非彻底检查不可。视其舌深红，舌右边似有肿物突出，舌苔黄厚腻，恐非佳兆。乃令其尽快到医院口腔科检查。虽经要求，未再开药。

2020 年 5 月 7 日微信："上次舌头痛，医院检查是舌头癌，做了个手术，现在出院 5 天，我还是想让您给我开点药了。"病变方变，病属舌癌，证属心经热毒未尽，导赤散、升麻鳖甲汤加减：

生地黄 30 克	木通 3 克	竹叶 10 克	甘草 6 克
升麻 15 克	鳖甲 15 克	黄连 9 克	栀子 12 克
牡丹皮 15 克	连翘 15 克		

30 剂，水煎服，日 1 剂。

按语：西医学的检查和手术为中医抗癌指明了方向，扫除了障碍，功不可没。抗癌是个全面战争，要有统一战线的思想。我经常说，在癌症面前，既不要只站在西医的观点无视中医，也不要站在传统中医的观点无视西医，要站在医生的观点上全面衡量利弊长短，中西互补，这才是我们应有的态度。

肺癌·舌癌

肺　癌

病案 1

患者梁某，女，69 岁，柳州市人。2013 年 6 月 24 日，因"反复咳嗽两月余"于门诊就诊。

症见神清，面色黄，怕冷，易出冷汗，易感冒，干咳无痰，全身乏力，口干，喜冷饮，纳寐差，舌红苔薄白，脉数。

2013 年 5 月 3 日胸部 CT 示：左肺上叶尖后段占位（左肺上叶尖后段可见一团块状实变影，大小约为 6.4cm×6.17cm），高度怀疑肺癌并阻塞性炎症。

处以海白冬合汤：

海浮石 30 克	白英 30 克	麦冬 12 克	百合 12 克
瓜蒌皮 15 克	苦杏仁 12 克	法半夏 12 克	当归 12 克
熟地黄 12 克	白芍 12 克	鳖甲 30 克	炮山甲 6 克
炙甘草 6 克			

以此为基础方治疗。

至 2013 年 10 月 21 日第 21 诊后失去音讯。

2014 年 12 月 18 日患者前来复诊，自述因无明显不适，停药 1 年多。复查胸部 CT：左肺上叶斑片状高密度影较前缩小约 2/3。今见时有干咳，难以入眠，困倦乏力，舌淡红苔薄白，脉滑，仍以海白冬合汤加减：

海浮石 30 克	白花蛇舌草 30 克	麦冬 15 克	百合 12 克
苦杏仁 12 克	瓜蒌 15 克	党参 12 克	桔梗 10 克
黄连 12 克	肉桂 3 克	矮地茶 30 克	甘草 10 克

按语： 海白冬合汤是我在"肺癌可从肺痿论治"观点的指导下，以麦门冬汤为基础，结合临床及现代研究而形成的自拟方，原方组成：

海浮石 30 克	白英 30 克	麦冬 15 克	百合 12 克
人参 10 克	生地黄 20 克	瓜蒌 15 克	玄参 12 克
半夏 12 克	穿山甲 10 克	鳖甲 20 克	生牡蛎 30 克
灵芝 10 克	炙甘草 10 克		

方中海浮石化痰散结，人参气阴双补，二者共为君药；白英清肺解毒抗肿瘤，麦冬、百合、玄参、生地黄滋阴润肺，瓜蒌、半夏化痰散结，穿山甲、鳖甲、生牡蛎软坚散结，三者为臣药；灵芝止咳平喘为佐药，炙甘草止咳化痰为使药。这十四味药组合，共达化痰不伤阴、润燥不腻膈、扶正不碍邪、祛邪不伤正之效，实符合肺癌燥湿相混这一病机。

本案以效不更方为原则，取得一定效果。最后一诊配交泰丸交通心肾以治失眠。加矮地茶这味壮药，取其止咳祛痰略兼平喘之功。

病案 2

褚老，70 有余，肺癌术后复发，放化疗过程我用自拟肺癌主方海白冬合汤加减进退近 3 年，目黑诸症均减，形如常人，唯胸痛不减，深以为苦。虽用多种止痛方法，包括张仲景专治胸痛而我们屡用屡效的拳参 30 克，仍无寸效。考虑胸痛连胁而大便干结，系大柴胡汤证，乃改弦易辙，冀用经方开创新局面。

处方：

柴胡 30 克	黄芩 12 克	半夏 18 克	枳实 30 克
白芍 60 克	大黄 12 克	当归 30 克	川芎 30 克
荆芥 12 克	防风 20 克	甘草 20 克	生晒参 12 克
生姜 6 片	大枣 12 枚		

14 剂，水煎服，日 1 剂。

因我要回西安，对其中柴胡量大心存牵挂，但考虑到君药不大不行，担当总是要的，乃用上方。7 剂效不显，守方再 7 剂。2016 年 1 月 15 日诉疼痛减轻，几年来终见转机，经方之助我，太多太多。

2016 年 1 月 18 日起，形体肿胀，乃在大柴胡汤基础上加强通络止痛、活血化瘀、化痰散结、利水消肿之力，处方：

柴胡 30 克	黄芩 12 克	半夏 18 克	白芍 60 克
大黄 12 克	茯苓 30 克	猪苓 30 克	车前草 30 克
拳参 30 克	蜈蚣 2 条	全蝎 10 克	乳香 3 克
没药 3 克	延胡索 50 克	甘草 12 克	生晒参 12 克
生姜 24 克	瓜蒌 30 克	海浮石 30 克	鸡内金 15 克
山楂 12 克			

每日 1 剂，水煎服。

2016 年 2 月 26 日再诊：除口服西药止痛外，坚持单纯服中药，今日诉胸痛、憋气均有好转。昨日复查 CT，胸部肿块明显缩小，西医主管医师颇以为奇云云。既已起效，原方包括柴胡 30 克，守方再用。

按语：对我来说，柴胡用 30 克，尚属首例。《神农本草经》谓柴胡"推陈致新"，也就是恢复人体的新陈代谢功能。在某种意义上说，恶性肿瘤就是新陈代谢紊乱。可以意会，柴胡有广义的抗肿瘤作用，于今渐有眉目。

朝虎按：第一，针对肺癌，王老师的海白冬合汤疗效显著，蜚声四起。今天用大柴胡汤来治疗肺癌则更有新意。实际上就体现了他注重辨证、精细辨证，根据病情不同，立法方药也相应变化。王老师曾多次说：大柴胡汤，攻补兼施。攻防有度，既能扶正气，也能祛邪，切合癌症正气亏虚、病邪逞强的病理机制。

第二，方中柴胡、黄芩疏理肝胆气机，清除湿热；海浮石、半夏、瓜蒌化痰散结；芍药甘草汤酸甘养阴，止痛；人参、甘草扶正气；茯苓、猪苓、车前草利水渗湿；拳参、延胡索、乳香、没药活血止胸痛；大黄通阳明，保肺阴；山楂、鸡内金顾护胃气；蜈蚣、全蝎直入肿瘤以驱散之。方中柴胡、白芍、拳参、生姜、茯苓、车前草、延胡索等剂量都比较大。

对于顽疾重症，敢于用重剂起沉疴，也是建立在深入掌握药物性质和病情基础上的。经后面的结果检验，症状减轻，癌肿肿块明显减少，证明了这样的用药具有合理性。

第三，纯中药，没有用任何西药放化疗，癌症肿块的减小，对肺癌患者是很好的希望！因为这就可以避免放化疗的毒副作用！值得深入研究！为王老师的研究喝彩！

病案 3

患者黄女士，61 岁，患肺癌近 4 年。

2014 年 9 月 5 日遵义医学院（珠海）CT 示：右肺上叶周围型肺癌并双肺转移，未行治疗。

2015 年 8 月 28 日复查 CT 示：右肺上叶 25mm×31mm×25mm 肿块。肿块及双肺部分结节较 2014 年 9 月 5 日偏增大。增强扫描肝 S7 段多发明显强化结节，可为转移癌。

2015 年 9 月 9 日到柳州市中医院找我诊治。症见咳嗽、乏力、失眠、消瘦，舌红，苔白，脉沉。以治疗肺癌的基本方海白冬合汤加减 30 剂。

2016 年 3 月 20 日第四诊，前后服药 130 剂，10 天前复查 CT 示：双肺肿块最大 2mm×13mm，精神气色、睡眠好转，感冒时咳嗽。舌暗红，苔薄白，脉数。守方 60 剂。

2017 年 2 月 15 日复查 CT 示：双肺肿块最大 20mm。至 2017 年 4 月 2 日第八诊，累计服药 370 剂，病情稳定，再开原方 60 剂继续治疗。2017 年 8 月 19 日患者值我在深圳讲课再诊，微信续断寄药约 150 剂。

邮寄颗粒剂的基本方：

海浮石 2 袋	白英 2 袋	麦冬 1 袋	百合 1 袋
红参 1 袋	瓜蒌 1 袋	土贝母 1 袋	杜仲 1 袋
牛膝 1 袋	甘草 1 袋	黄连 1 袋	生姜 1 袋
姜半夏 1 袋	白芍 1 袋	防风 1 袋	姜黄 1 袋

每日 1 剂，冲服。

2018 年 4 月 28 日深圳宝安中医院就诊，刻诊：精神气色好，正常生活、种菜带孙，跳广场舞，易饥，胃不舒，晨起口苦，右膝拘挛酸软，睡眠及大小便正常。时头晕，受凉咳嗽，原胸闷、气短、胸痛消失。

既往史：2011 年 5 月行右肾癌切除术，血糖偏高。

查体：神志清，精神可，一般情况良好，杵状指。舌质暗红，苔稍厚，脉沉尺弱。

肺癌

中医诊断：肺痿。

证型：肺肾两虚，痰热上泛。

治法：补肺肾，壮腰膝，清痰热。

方用海白冬合汤加味。

处方：

烫狗脊 30 克	盐杜仲 20 克	醋龟甲 30 克	骨碎补 30 克
酒黄精 30 克	地骨皮 30 克	醋鳖甲 30 克	海浮石 30 克
白英 30 克	麦冬 30 克	百合 30 克	瓜蒌 30 克
姜半夏 15 克	人参片 10 克	甘草片 10 克	黄连片 10 克
干姜 5 克	生石膏 30 克	生地黄 30 克	川贝母 10 克

14 剂。每日 1 剂，水煎服，每日 2 次。

按语：海白冬合汤是我"肺癌从肺痿论治"观点的代表方剂，应用多年，效果可靠。本来不必浪费笔墨，浪费诸君眼神。只因患者及家属不离不弃，认定中医的精神难能可贵。也就是我说的"抗癌没有绝奇方，患者精明医好当"。

还有大样本的问题，可能有人看不起个案，希望有大样本。问题是，疾病是客观的，癌症尤为复杂，与其想当然，不如一步一个脚印向前走。我们首先是为解除患者痛苦的，不是为搞科研写文章的。

何况，用药如用兵，千变万化，我们能因为赤壁之战是个案而否定周瑜、诸葛亮的军事才能吗？军事院校的实战案例都要经过统计学处理吗？创新理论指导下的实践才是真正的实践。

肺癌骨转移

病案 1

李先生，63 岁。陕西省咸阳市乾县人。2015 年 2 月 4 日以"肺癌骨转移 5 年"初诊。

刻诊：形瘦乏力，咳嗽，全身关节疼痛，腰痛明显，舌红苔黄腻。以海白冬合汤（广东一方颗粒剂）和独活寄生汤为主方，25 剂，每日 1 剂冲服。其后 12 次复诊，取上方药 280 剂，间加用平消胶囊。

2016 年 4 月 1 日复诊，无明显不适，自汗易感冒，感冒则气喘，舌红脉数。出示 2015 年 12 月 2 日 CT 报告（见图 4）：与 2014 年 10 月 27 日（见图 3）比较，右下肺病灶消失。维持疗效，仍用海白冬合汤 30 剂。每日 1 剂冲服。

按语：海白冬合汤是我治疗肺癌的基本方，独活寄生汤则是我治疗恶性肿瘤骨转移的基本方。按部就班，虽无新意，效果却得到患者的认可。当患者 2016 年 2 月初来看病，欣喜地告诉我肺部肿瘤已经消失，我说你下次拿来，前后比较，才有了上面的 CT 片。

朝虎按：第一，肺癌骨转移，施方海白冬合汤与独活寄生汤，坚持守方 10 个月，右下肺病灶消失。看上去描述的文字平淡无奇，但对于一个患者全家来说，此刻内心的开心与喜悦，无以言表。

癌症就是这样，当检查结果出来的时候，整个人都感觉天塌下来了，但看到症状的改善，甚至消失的时候，甚至不敢相信自己的眼睛。但，消失就是消失，黑纸白字，清清楚楚。患者内心是感动的，欣喜的。王老师是平淡的："中药没白吃！"

第二，急性病有胆有识，慢性病有方有守。这种守，要有定见，没有足够的经验，很难坚持。不但患者要有足够的信念，对医生有足够的信任，主治医师也要认识充分，经验足够，自有定见。病机不变，我自岿然不动，守方应对，化敌于无形之中。几经时日，从量变到质变，终于修成正果，实为不易！可喜可叹！

病案 2

赵女士，68 岁。深圳市人。网络弟子郑佳鹏提供信息。

主诉：干咳 6 个月，血压高 20 天。

刻诊：恶寒，咳嗽，咳时偶有震动的头痛、胸痛，咳白色泡沫痰、不易咳出，气短，胸闷，烦躁，胁背压痛，泛酸，肩背疼痛，按揉得缓，近20天血压偏高（血压高时头晕头痛、呃逆、呕吐）。现吃降压药，口干口渴，纳呆，大便1日1行、成形，小便清白，眠可。

既往史：低血压。

西医诊断：肺癌，脑转移可能。

辨病：肺痿。

辨证：外寒内热，肺失宣降。

治法：宣肺散寒，清热消结。

方选：小青龙加石膏汤海白冬合汤。

处方：

麻黄 10 克	桂枝 12 克	白芍 12 克	甘草 9 克
细辛 6 克	姜半夏 12 克	五味子 12 克	干姜 12 克
石膏 30 克	海浮石 30 克	白英 30 克	麦冬 30 克
百合 30 克	厚朴 18 克	杏仁 15 克	杜仲 15 克
泽泻 30 克	白术 12 克		

水煎服，每日 1 剂。

2020 年 6 月 17 日深圳宝安中医院面诊，此前小青龙加石膏汤合海白冬合汤加味治疗 1 个半月，整体状况好转，咳嗽气喘减少，头晕减轻，无恶心呕吐，纳增，眠可，肩背困痛，痰色白，质黏，有泡沫，恶寒减轻，二便正常。5 天前晨起唾鲜血数口则停汤药，服 3 天云南白药，未再出血。

刻下：头晕，恶心，呕吐，咳嗽，气喘，伴肩背疼痛半年，5 天前晨起唾鲜血数口。其他无不适。

查体：精神形体可，舌淡红苔厚，脉沉细弱。

西医诊断：肺癌脑转移。

中医诊断：肺痿。

证型：正虚邪实，痰热犯肺，伤血动血。

治法治则：益气养阴，化痰散结，凉血止血。

处方：

水牛角 30 克	生地黄 30 克	牡丹皮 15 克	赤芍 15 克
海浮石 30 克	侧柏叶 20 克	白英 30 克	麦冬 30 克
百合 30 克	桔梗 10 克	瓜蒌 30 克	川贝母 5 克
当归 10 克	甘草 10 克	生石膏 30 克	姜半夏 20 克
土贝母 30 克	泽泻 30 克	白术 10 克	蜈蚣 2 条
葛根 20 克	蜂房 10 克	防风 10 克	人参 15 克

5 剂，日 1 剂，水煎服。

按语： 本案虽未活检确诊，也未复查，但疗效尚可。这是辨病辨证方药对症的结果。现代社会，确有一些心理素质薄弱，承受压力能力差的人，不愿也不敢承认恶性疾病。作为中医医生，我们只能顺其意志，勉强不得。不明确病理，西医无从着手。中医因人制宜，重视尽快用药，解决问题，增强患者信心，这未尝不是中医的一个优点。

病案 3

阮女士，46 岁。2021 年 8 月 15 日深圳宝安中医院流派工作室初诊。

肺癌 1 年，靶向治疗，手术后 9 个月，脑转移 3 个月余。

刻诊：面黄，眼袋突出，腹泻，消瘦，食欲差，睡眠差，腋下颈部出汗，头晕，偶头痛，尿酸高，肌酐 99μmol/L，贫血。舌暗淡，脉沉。

辨病：肺痿。

辨证：气阴两虚，痰浊上犯。

治法：温肺散寒，益气养阴，化痰解毒。

处方：甘草干姜汤合海白冬合汤加味。

干姜 15 克	炙甘草 15 克	泽泻 30 克	白芷 10 克
海浮石 30 克	白英 30 克	麦冬 30 克	百合 30 克
壁虎 10 克	人参片 15 克	当归 15 克	炒鸡内金 15 克
姜半夏 15 克	熟地黄 30 克		

2021 年 8 月 20 日二诊：服药 5 剂，有效。大便恢复正常，头脑清醒，牙龈出血，纳可，睡眠可。心下振水音。留饮在心下，再加苓桂术甘汤等。

处方：

茯苓 30 克	桂枝 15 克	白术 15 克	炙甘草 10 克
白英 30 克	侧柏叶 30 克	浮石 30 克	麦冬 30 克
壁虎 10 克	百合 30 克	炒蔓荆子 30 克	人参片 15 克
泽泻 30 克	麸炒苍术 10 克	土茯苓 30 克	北柴胡 10 克
姜半夏 15 克	炒紫苏子 30 克	当归 15 克	熟地黄 30 克

2021 年 9 月 20 日三诊：坚持用药效果可，精神、气色、食欲、睡眠均见好转。有痰，晨起口水多，大便正常，停药则泄泻，心下有水气，偶右头痛，项僵硬，侧身汗出。

加重化饮及以毒攻毒药：

茯苓 60 克	桂枝 20 克	白术 30 克	炙甘草 10 克
白英 30 克	侧柏叶 30 克	海浮石 30 克	麦冬 30 克
百合 30 克	炒蔓荆子 30 克	人参片 15 克	泽泻 30 克
麸炒苍术 10 克	土茯苓 30 克	北柴胡 15 克	姜半夏 15 克
炒紫苏子 30 克	当归 15 克	熟地黄 30 克	羌活 15 克
葛根 30 克	防己 20 克	黄芪 50 克	蜈蚣 2 条

2021 年 9 月 28 日四诊：服药后胸前汗出增多，声音稍嘶哑，下腹部坠胀痛 2 天，左侧牙痛 2 天，左侧淋巴结肿痛，有痰，晨起口水多，大便正常，停药则泄泻，心下有水气，肠鸣，头重如裹，项僵硬，侧身汗出。继用上方。

2021 年 10 月 9 日五诊：服药后现汗出减少、均匀（右侧颈部），右侧颈肩部凉，项僵硬减轻，声音嘶哑明显改善，牙痛、左侧淋巴结肿痛消失，牙龈出血消失，晨起恶心、痰多，心下有水气、肠鸣，头重如裹减轻，偶有头痛，项僵硬，双膝怕冷，大便每日 1 行，无黏厕、解不尽感，纳食一般，睡眠可，梦多，腰酸痛。守方再进。

2021 年 10 月 21 日六诊：气力增，痰晨起多，痰出则舒，呕，易上火颌下痛，脚软腿软，大便无力，肛门瘙痒胀。

处方：

| 茯苓 60 克 | 桂枝 20 克 | 白术 30 克 | 炙甘草 10 克 |
| 白英 30 克 | 侧柏叶 30 克 | 浮石 30 克 | 麦冬 30 克 |

百合 30 克	炒蔓荆子 30 克	人参片 15 克	泽泻 30 克
麸炒苍术 20 克	土茯苓 30 克	北柴胡 15 克	姜半夏 15 克
炒紫苏子 30 克	当归 15 克	熟地黄 30 克	羌活 15 克
葛根 30 克	防己 20 克	黄芪 50 克	蜈蚣 2 条
山萸肉 30 克	炒稻芽 30 克	山药 30 克	益智仁 10 克

2021 年 11 月 1 日七诊：气力增，痰少色黄质黏，难咳出，痰出则舒，咳痰时胸闷，呕减少，易上火，颌下痛消失，脚软，腿软，大便无力消失，肛门瘙痒胀减轻，口干，食之无味，偶有口苦、口淡，久行、急行后偶有心慌，偶有胃痛。守方再进。

2021 年 11 月 13 日八诊：气力增，晨起泡沫痰，质黏，痰出则舒，咳痰时胸闷消失，黄脓鼻涕，呕消失，易上火颌下痛消失。腰膝酸软，大便无力消失，肛门瘙痒胀减轻，口干咽干，食之无味好转，偶有口苦减轻。久行、急行后偶有心慌，偶有胃痛，少许喉痒咳嗽，背痛，肺俞处明显，肾功好转。守方再进。

2021 年 11 月 21 日九诊：症减。鼻涕，白咸痰，少许喉痒咳嗽，背痛，肺俞处明显，肾功好转。处方：

茯苓 60 克	桂枝 20 克	白术 30 克	炙甘草 10 克
白英 30 克	侧柏叶 30 克	浮石 30 克	麦冬 30 克
百合 30 克	炒蔓荆子 30 克	人参片 15 克	泽泻 30 克
麸炒苍术 20 克	土茯苓 30 克	北柴胡 15 克	姜半夏 15 克
炒紫苏子 30 克	当归 15 克	熟地黄 30 克	羌活 15 克
葛根 30 克	防己 20 克	黄芪 50 克	蜈蚣 2 条
山萸肉 30 克	炒稻芽 30 克	山药 30 克	益智仁 10 克

2021 年 11 月 27 日十诊：症减，肺中寒凉感，肠鸣，咽喉不舒，吃饭时胃脘不适。面黄黑，舌暗淡，苔白，脉弦。

重整旗鼓，增加温肺散寒之力：

茯苓 60 克	桂枝 20 克	白术 30 克	甘草片 10 克
白英 30 克	辛夷 15 克	浮石 30 克	麦冬 30 克
百合 30 克	炒蔓荆子 30 克	人参片 15 克	泽泻 30 克

炒苍耳子 10 克	土茯苓 30 克	北柴胡 10 克	姜半夏 15 克
炒紫苏子 30 克	当归 15 克	熟地黄 30 克	羌活 10 克
葛根 30 克	干鱼腥草 30 克	葶苈子 30 克	蜈蚣 2 条
山萸肉 30 克	大枣 30 克	山药 30 克	白芷 15 克
细辛 10 克	干姜 15 克	醋五味子 10 克	薄荷 20 克（后下）

2021 年 12 月 13 日微信："我现在的情况，上次感冒后鼻炎好转，隔两三天偶尔一次脓鼻涕，每晚上起来吐几次痰（堵在喉咙口），晚上可能牙龈出血，早上起来好转，大便有时溏稀，小便黄，脑有时偶痛不适，腰酸痛。上次 8 号早上清喉咙时，吐出了一团状如麻将'骰子'的东西，现在吃饭胃口好些，可多吃些。"

视其舌淡红，苔薄，考虑邪去正复，大战告一段落，"精兵简政"，休养生息，用肺癌脑转移的基本方——泽泻汤合苓桂术甘汤合海白冬合汤。

处方：

泽泻 30 克	白术 15 克	茯苓 30 克	炙甘草 12 克
桂枝 12 克	海浮石 30 克	白英 30 克	麦冬 30 克
百合 30 克	姜半夏 15 克	桔梗 12 克	瓜蒌 30 克
人参 15 克			

按语：这篇医案可能是我个人医案中最长的了。之所以如此以"实录"形式出现，不厌其烦，一是多年来，咳出"肉块"状物的肺癌、吐出管状物的食管癌、排出"肉块"的子宫内膜癌的病例不少，可惜成文而且保留清晰照片的不多，原版晒出，弥足珍贵，实录有助于探讨分析。

二是治疗痰饮的泽泻汤和苓桂术甘汤重用，颇符合我最近成文的医话《留饮与肿瘤》的中心思想，前后印证，自得其乐。

三是多有网友希望看到我的医案实录，我也在准备《王三虎医案实录·西安》《王三虎查房实录·深圳》，这篇就有试水性质。欢迎批评指正，是谓抛砖引玉。

文中没有每次开多少剂，实在是不好说。因为某些原因，我开 7 ～ 14 剂，其后都是其他医生抄方，只能如是留白了。

肺癌高热

段先生，78 岁。左肺癌半年，Ⅳ期，胸水，多发骨转移，化疗 4 个疗程，抽胸水 4 次。本次高热住院治疗 12 天，不明原因，连留置针也予以封闭以防感染，以至今高热不退方来就诊。形体尚可，自诉发热之初有少许恶寒，发热身痛，体温最高 39.8℃，胸闷气短，咳嗽气喘，自汗，口渴，大便干，舌苔厚，脉滑数。

病属肺痿，证属三阳合病，热在上焦，以麻杏石甘汤、小柴胡汤、白虎汤、葶苈大枣泻肺汤化裁。

处方：

炙麻黄 12 克	杏仁 18 克	生石膏 60 克	知母 12 克
柴胡 20 克	黄芩 12 克	姜半夏 12 克	生晒参 12 克
葶苈子 30 克	大枣 12 个	泽漆 40 克	猪苓 30 克
海浮石 30 克	白英 30 克	半枝莲 30 克	白花蛇舌草 40 克
功劳叶 30 克	芦根 40 克	鱼腥草 30 克	

3 剂，水煎服，日 1 剂。

2015 年 7 月 4 日下午复诊，今日热退身凉，余症皆减。大便干，下肢肿胀，食眠可，舌红苔黄厚，脉滑。外邪已退，水停胸胁，痰热壅肺。

葶苈大枣泻肺汤、海白冬合汤、小陷胸汤化裁：

葶苈子 30 克	大枣 12 个	泽漆 40 克	海浮石 30 克
白英 30 克	麦冬 12 克	百合 12 克	瓜蒌 30 克
姜半夏 15 克	黄连 12 克	杏仁 15 克	猪苓 18 克
红参 12 克	功劳叶 30 克	生石膏 30 克	芦根 30 克
厚朴 15 克	麻黄 10 克	百部 12 克	半枝莲 30 克

25 剂，水煎服，日 1 剂。

2015 年 7 月 6 日下午来电诉，发热又起，在服上方的基础上另加麻黄

9 克，杏仁 15 克，生石膏 60 克，知母 12 克，柴胡 20 克，黄芩 15 克，甘草 12 克，芦根 50 克，白薇 30 克，鱼腥草 30 克，3 剂。

7 月 8 日来电诉已有 33 小时未发热，恐热象再起，着用下方：

麻黄 9 克	杏仁 15 克	生石膏 60 克	知母 12 克
柴胡 20 克	黄芩 12 克	姜半夏 12 克	红参 12 克
海浮石 30 克	白英 30 克	川贝母 10 克	灵芝 12 克
功劳叶 30 克	白薇 30 克	芦根 50 克	鱼腥草 30 克
紫菀 12 克	款冬花 12 克		

7 剂，水煎服，日 1 剂。

2015 年 7 月 14 日起未再发热，电话诉有怕冷感，上方去石膏、知母、功劳叶、白薇、芦根、鱼腥草，继续用至下月初。其后 3 个月，均以上方进退，病情稳定。

袁炳胜按：癌症发热，为临床常见。治临床者，既当善治其常，亦当善治其变；善治其缓，亦当善治其急。盖缓急常变，常常藏蕴相因，而癌症者尤然、肺病者尤然。其临床治疗，则旧病新病兼顾，随正邪盛衰、病证变化，而斟酌用药，此其例也。

朝虎按：医不只在会治病，更在于能治难病、危病，犹如将不仅在能战，能退敌，更能退敌于千里之外。不只在勇，更在于谋。善谋者，不谋于一隅，而谋于全局。

肺癌已有胸水，多发骨转移，并持续高热 12 天。胸闷气短、咳喘。病情不只是重，更在于急。当务之急，首先在于退热。王老师辨证为三阳合病，热在上焦。也就是既有太阳证恶寒，也有阳明证便秘，还有少阳证气机不利。

选用三阳共治、大方阻断的策略，麻杏石甘汤外散风寒，内清郁热，小柴胡汤疏利三焦气机，白虎汤大清阳明炽热，葶苈大枣泻肺汤荡涤胸水，海、白、半、舌、泽等针对病本而治，体现了既要治标、还要治本、标本同治的思想，也充分体现了医者的自信——目标不只在眼下退热，还要根治病本的从容心态。

3 剂之后，热退身凉，大便干，下肢肿胀，食眠可，舌红苔黄厚，脉滑。王老师认为病机已变，为外邪已退，水停胸胁，痰热壅肺，则用葶苈大枣泻肺汤、海白冬合汤、小陷胸汤，泻胸水，散癌肿，祛痰热，扫除余邪，以防旧火复燃，依然是标本同治。

见发热又起，则又针锋相对使用麻杏石甘汤、小柴胡汤以外散内清，固守阵地。为防旧火复燃，采取继续巩固的策略，并适时针对病因扶正祛邪。

邪退之后则侧重针对肺癌病因，以海白冬合汤守正。整体上体现了王老师谋定全局、急则治标有章法、缓则治本有策略、祛邪扶正有轻重、轻重缓急自从容的淡定自如态度。

肺癌·膀胱癌·尿潴留

朱先生，男，80 岁。辽宁抚顺人。2019 年 7 月 19 日于北京五棵松超岱中医研究院初诊：咳嗽，胸闷，气短，小便不利半月。刚查出右上肺癌、膀胱癌，拒绝西医治疗。有白痰，时干咳，食欲尚可，有糖尿病史。眠可，大便时干，尿频尿急，色深如茶，汗少，口干不明显，舌红苔薄黄，脉滑数。

辨病：肺痿，癃闭。

辨证：肺热叶焦，小便不利。

治法：养阴清肺，通利水道。

方选海白冬合汤、小陷胸汤、当归贝母苦参丸、瓜蒌瞿麦丸加减。

处方：

海浮石 30 克	白英 30 克	麦冬 30 克	百合 30 克
姜半夏 12 克	黄连 10 克	瓜蒌 30 克	栀子 12 克
生地黄 30 克	人参 12 克	杏仁 12 克	紫菀 12 克
苍术 12 克	玄参 12 克	当归 12 克	川贝 6 克
苦参 12 克	白茅根 30 克	天花粉 30 克	瞿麦 20 克

甘草 10 克

30 剂，日 1 剂，水煎服。

8 月 18 日网诊，服药从 7 月 21 日开始，25 天服药后记录总结："呼吸有好转，夜间比白天好。但有时有压气，咳嗽时压气感明显，同时会喘，咳嗽每天 4 ～ 6 次，有时有少量痰，尿无力，淡茶色，夜间 3 ～ 4 次居多，白天 8 ～ 12 次。听水声便有尿意，尿急，自己寻找解决办法。大便基本每天 1 次，成形，色黄。血压高压 110 ～ 130mmHg，低压 70 ～ 85mmHg。其中最高一次高压 151mmHg，低压 56mmHg。

针对血糖，每天服用二甲双胍 1 粒，饮食无变化。空腹血糖控制在 7.8mmol/L ～ 8.6mmol/L。活动方面，每天做八段锦，上市场，无雨天气外出散步，但步行时有嗽喘。体重基本保持在 67kg。"舌红苔稍厚，嘱原方加苏子 15 克，石膏 20 克，增加化痰降气清热之力。

9 月 2 日网诊："王老师，我爸服用加了苏子和石膏的方子 10 天了，喘气困难，有时严重肚子都会受累，咳嗽好些，但喘急也会引发咳嗽，夜间靠调整姿势减缓咳喘，需要调整方子吗？"考虑久病及肾，久病夹瘀，肾不纳气，嘱 7 月 19 日方加蛤蚧 1 对，桃仁 15 克，百部 12 克。

9 月 23 日网诊："王老师，我爸的病情有点反复，开始 10 天挺好，喘好些，就是有些咳。这几天吸气可以，呼气引起喘，有时说话就控制不住。咳嗽有小白泡沫痰，有点灰，有点咸，没有血。心率快，90 次 / 分钟，小便频数。前一周牙疼，低热，吃消炎药好些，还是有点发热。血糖 8.6mmol/L，现在每天吃两次降糖药。"舌红，苔薄。上源亏乏，下源更需计较，上方减制合通关丸。

处方：

海浮石 30 克	白英 30 克	麦冬 30 克	百合 30 克
黄连 12 克	姜半夏 15 克	瓜蒌 30 克	干姜 9 克
人参 12 克	杏仁 12 克	当归 12 克	生地黄 30 克
蛤蚧 1 对	石膏 30 克	细辛 3 克	瞿麦 20 克
天花粉 30 克	知母 12 克	黄柏 12 克	肉桂 5 克

10 月 5 日网诊："王老师，国庆节快乐！我回中国了。我爸现在咳嗽可

以控制一些，但前两天咳得厉害，现在嗓子哑了。我艾灸了一次，重点放在肺俞、膏肓、八髎、气海、关元、中府、云门，结果牙疼了。他另一个很严重的问题是小便不利，尿不出，看看有什么可以帮助，谢谢！"我回曰："张仲景说，微数之脉慎不可灸。上方加茯苓30克。"

10月12日网诊："老师，我爸昨天尿不出，到医院插了尿管。前列腺可以不手术用中药调节吗？"答曰："可以。""那请您出个方子，这尿管带久了就更麻烦。"口服药不变，处方：甘遂30克，芫花30克，甘草10克，细辛15克，共研末，取适量醋蜜调成糊状，敷脐。问："需要吃几天再拔尿管试试对吗，现在带着尿管呢。"答："3天。"

10月17日转来患者的微信："十月十一日插管，十四日下午四时中药膏敷脐。排尿次数减少，每次排量增加。如十四日上午九点到十四点，有一个小时尿时，余五个小时每个小时排二次尿。中药膏贴脐第二天八点到十四点只排三次，尿量也大。插导尿管部位肿胀。

中药膏贴脐后插管部位肿胀消失，中药贴脐后腰一碰就痒但可控，尿呈淡黄色，每天都有少量血块。今天有三次漏尿。有尿意时尿口有微痛。此情况可拔导尿管吗，拔后是不是需要再去买药，提前告之，感谢王教授。""我现在回加拿大了，爸爸用药前后舌苔变化立竿见影。"

10月23日微信："导尿管于当日十一时拔出，情况较好，下午二时、四时两次排尿。""我对您很有信心，现在爸爸吃饭还好，体力也行，还自己做饭呢！就是前一阵嗓子疼，说不出话，以为是嗓子发炎，因为也是一直牙疼肿。现在牙疼好了，但说话还是不行。"

10月24日转来患者微信："排尿无血，无力，无痛，自然流，淡黄色，尿后有残留，只能一点点用力排尿。现在有时呼吸困难带喘。我嘶哑好久了，有二十余天，不能说话，同你只能用这个方式沟通。但愿会好的。我担心的是心率，二十天前平均每分钟九十次，现在已超百次了，最高达一百二十次，这几天平均一百一十次。这次中药膏敷脐效果太好了。"

张仲景"数脉不时，则生恶疮"之名言再次获验，乃大虚之兆。原方人参加至20克，再加蝉蜕10克，利咽开声可矣。

按语： 当我写的 3 剂药解决急性尿潴留的文章准备在中医书友会 11 月初发表的等待中，昨晚又传来更危重更复杂的尿潴留获效的消息，何幸如之！昨晚，我久久不得入眠。Wendy 医生是在微信上知道我的。

此案错综复杂，终获佳效，首先得益于充分的信任。八十高龄，两癌同患，只用中药。尽管一开始就用养阴清肺、通利水道之法，方选治疗肺癌自拟方海白冬合汤合经方小陷胸汤，治疗小便不利的经方当归贝母苦参丸、瓜蒌瞿麦丸加减。也由于疾病复杂沉重及惯性而一波三折，险象环生。以复杂对复杂，多方合用在所必须。

出彩者，是小便问题，内服多方不效，而不得不外用。这个方法是我的秘传弟子内蒙古通辽张英副主任医师跟诊时提到的经验。教学相长，今有证矣。

肺癌·咳嗽

李女士，45 岁，山东淄博市人，2018 年 10 月 23 日初诊：咳嗽 2 年余，右肺癌术后 3 月余。2016 年发现多发肺结节，后于青岛大学附属医院就诊，检查考虑肺恶性肿瘤，2018 年 7 月 16 日在全麻下行胸腔镜下右肺上叶后段切除，右肺上叶前段部分切除、右肺下叶切除术，淋巴结清扫术。病理示：（右肺下叶）微浸润性腺癌（周围型），直径 0.6cm，未侵及肺被膜，未累及支气管断端。术后无特殊治疗。

刻诊：咳嗽，咽痒，晚上咳嗽严重，胸闷，出汗少，无痰，咽部异物感，胃脘堵闷感，饥饿时加重，晨起口干口苦，怕冷，时眠差，二便调。唇紫暗（年少时即如此）。无喉中痰鸣，右胁下痛。舌暗红，苔白腻，舌尖有瘀点，右脉沉，左寸滑。患者还有乳腺结节、肝囊肿、肾囊肿。

临证分析，患者有口苦，咽痒，咽喉异物感，这类似少阳病的提纲"口苦、咽干"，胁下痛，为少阳经病变。咳嗽日久不愈，考虑少阳风火犯肺所致，当用小柴胡汤。

处方：

北柴胡 20 克	黄芩 12 克	姜半夏 20 克	人参 10 克
生姜 15 克	甘草 15 克	大枣 30 克	

14 剂，水煎服，日 1 剂。

2018 年 11 月 19 日复诊，服药 14 剂，咳嗽明显减轻，胸闷减轻，咳嗽时牵连胸口刀口疼痛，打喷嚏则胁痛。患者有表证表现，邪气有外出趋势，加麻黄、防风，既可祛风止痛，又可宣肺平喘止咳。处方：

北柴胡 20 克	黄芩 12 克	姜半夏 20 克	人参 10 克
生姜 15 克	甘草 15 克	大枣 30 克	麻黄 10 克
防风 12 克			

14 剂，水煎服，日 1 剂。

按语：咳是小柴胡汤证的 7 个或然证之一，亦步亦趋，已有见效先例。用在肺癌咳嗽能取得如此效果，可谓不负我心。

（刘小超　整理）

肺痿、肺痈、腰痛

刘先生，50 岁，浙江台州人。2020 年 4 月 18 日初诊。

主诉：右肺上叶周围型腺癌术后伴胸部拘紧近 3 年，腰酸痛四五年，加重半年。

自述因服雪里花导致 2019 年七八月份和 2020 年二月份咳血 1 周左右，每次数口，停药后恢复正常，未做检查。

2020 年 4 月 16 日复查结果"右肺上叶癌术后改变，右侧残肺少量慢性炎症纤维灶伴胸膜增厚粘连，右肺中叶小结节。脂肪肝，肝小囊肿，左肾囊肿"。补述四五年内每到春夏秋冬之交，左臀部疼痛连腰，乃至不能下床，持续 1 月余自行缓解。此次发作半年，半月前通过针灸好转。高血压 3 年余，术后服西药控制至今。

刻诊：形体精神可，声高气粗，鼾声如雷，面红赤，鼻头明显，洗脸时鼻头出血，左颧下红斑，腰酸痛，夜间口干，痰少，色白偏黄，喜饮水，眠差易醒，夜尿 4～5 次，胸部拘紧微痛，口苦，食欲亢进，大便偶有完谷不化，午后四五点视物模糊。

舌淡红苔薄，脉滑数。

辨病：肺痿，肺痈，腰痛。

辨证：肺胃热甚，热入血分，风邪入里，肝肾亏虚。

治法：清热凉血，宣肺消痈，壮腰止痛。

处方：海白冬合汤、百合固金汤、白虎汤、犀角地黄汤、独活寄生汤合方。

处方：

海浮石 30 克	白英 30 克	百合 30 克	麦冬 30 克
石膏 50 克	知母 15 克	水牛角 30 克	生地黄 30 克
牡丹皮 12 克	赤芍 12 克	白芍 12 克	玄参 12 克
桔梗 12 克	黄芩 12 克	藕节 20 克	地榆 30 克
芦根 50 克	独活 12 克	茯苓 12 克	川芎 12 克
当归 12 克	防风 12 克	细辛 3 克	人参 10 克
杜仲 15 克	菊花 15 克		

30 剂，水煎服，日 1 剂。

2020 年 7 月 23 日复诊：自觉停药则胸部拘紧明显，喉中痰多，睡眠差，完谷不化，右侧胸部疼痛，口干较前好转。今日胸部 CT 右肺上叶术后改变。右侧残肺纤维灶伴胸膜增厚粘连。较前（2020 年 4 月 15 日）相仿。左肺上叶小结节（7mm）较前新出现，右肺中叶小结节（3.2mm）较前相仿。处方：上方加大黄 6 克，黄连 9 克。人参改党参 12 克。

2020 年 10 月 26 日三诊：服药自觉胸闷，口干。8 月 13 日网诊加旋覆花 15 克，代赭石 12 克，降香 12 克。服药 14 剂，症状减轻。2020 年 10 月 24 日 CT 较前（2020 年 4 月 15 日）相仿，左肺上叶结节目前已吸收，右肺中叶、左肺斜裂区小结节，与前片相似。

刻诊：自觉口干，怕风，鼻头发红，触碰出血，舌红苔黄，脉滑。处方：上方改黄芩 15 克，加升麻 30 克，天花粉 30 克，天冬 30 克，荆芥 12 克。

2021 年 5 月 26 日四诊：坚持服药，现鼻头仍发红，触碰出血，口干明显，多痰，晨起明显，恶风怕冷，身体僵硬感，早醒，舌淡红苔薄，脉滑数。2021 年 5 月 24 日胸部 CT 较前（2020 年 10 月 24 日）相仿，右肺上叶结节目前已吸收，右肺中叶、左肺斜裂区小结节，与前片相似。

处方：

海浮石 30 克	白英 30 克	百合 40 克	麦冬 40 克
石膏 60 克	知母 15 克	水牛角 30 克	生地黄 40 克
牡丹皮 12 克	赤芍 12 克	白芍 20 克	黄芩 12 克
芦根 50 克	葛根 30 克	薏苡仁 30 克	磁石 20 克
萆薢 10 克	狗脊 15 克	苍耳子 10 克	枸杞子 10 克
桑白皮 15 克	甘草 10 克	煅牡蛎 20 克	天花粉 30 克

2022 年 3 月 1 日微信："王教授：您好！经过一年多的时间，吃您开的中药，病有明显好转，而您在西安，我想给您诊费，能否继续开中药方给我？以上资料发您，是您以前开的药方和我近阶段在医院检查的结果。我现在临床表现为鼻子尖还红，口干明显，声音哑。特别喉咙干，口干晚上很明显。请回复！谢谢！"

回曰："最后一个方加升麻 30 克，鳖甲 20 克，30 剂。"

肺结节（原位癌）

成女士，62 岁。西安市人。

2021 年 11 月 30 日西安颐康堂初诊。主诉：体检发现肺结节一年余，原位癌两月余。2021 年 9 月 18 日 CT 检查结果右肺下叶磨玻璃结节（0.6cm×0.8cm），诊断多考虑为原位癌（AIS）。

刻诊：形体精神尚可。自觉上火，目赤，咽上红，肛门灼热，颜颥干，偶干咳，喉痒，唇暗，唇肿胀，食可，眠可，大便已不干，不能食辛辣，血压偏低，汗正常。舌红苔黄，脉滑。

辨病：肺痿。

辨证：痰热壅肺，脾与大肠湿热。

治法：宣肺解表，化痰散结，清热解毒。

选方：海白冬合汤、厚朴麻黄汤、泻黄散、泻白散合方。

处方：

海浮石 30 克	白英 30 克	麦冬 30 克	百合 30 克
姜厚朴 20 克	麻黄 10 克	石膏 30 克	炒苦杏仁 12 克
甘草 10 克	防风 10 克	栀子 10 克	广藿香 10 克（后下）
桑白皮 12 克	地骨皮 12 克	黄芩 12 克	生地黄 30 克
苦参 12 克	桔梗 12 克	射干 12 克	炒牛蒡子 12 克
槐花 20 克			

30 剂，每日 2 次，水煎服。

2022 年 3 月 9 日颐康堂复诊。自述服药 30 剂后，病情，症状大多消失。2022 年 1 月 28 日 CT 检查，结果与 2021 年 9 月 18 日 CT 检查结果对比，原右肺下叶磨玻璃样结节较前吸收消失，双肺良性实性结节同前。

刻诊：唇干色暗、治疗期间四肢肌肉时痛已消，大便可，小便可，食眠正常。舌红，苔黄，脉沉。效不更方，原方 28 剂。

按语： 肺结节日益多发，尤其是磨玻璃结节，手术还是中医治疗，颇费斟酌。好在我提出"肺癌可从肺痿论治"，继而发现张仲景在肺痿病下讲的"咳而脉浮者，厚朴麻黄汤主之"，就是外邪初入里造成肺癌早期病变的代表方剂。

近几年应用尤多，得心应手。肺结节消失者，在我和徒弟这里并不少见，也常报道。但如此快速消失的磨玻璃结节（原位癌），还是令我有些"飘飘然"。这是以复杂对复杂的结果吗？

恶性胸腺瘤

张女士，50岁。2017年4月15日初诊。因晕厥发现恶性胸腺瘤两年，心包、胸腔、腹部积液，两次抽液，服十枣汤呕吐、腹痛，拒绝手术。时值我在乌鲁木齐市中医院讲学，以气阴两虚、痰饮内停立论，用木防己汤、葶苈子大枣泻肺汤加味：

防己 15 克	桂枝 12 克	生晒参 12 克	石膏 30 克
黄芪 40 克	党参 15 克	白术 12 克	太子参 12 克
葶苈子 30 克	大枣 50 克	杜仲 15 克	独活 15 克
海浮石 30 克	瓜蒌 30 克	天花粉 18 克	大黄 6 克
陈皮 10 克	浙贝母 15 克	瓦楞子 30 克	猫爪草 15 克
茯苓 12 克	炙甘草 12 克		

水煎服，每日 1 剂。

2018年3月28日西安市天颐堂中医院复诊，自述坚持服药一年，不变方则气力增，稍有变化则不适。

刻诊：胸闷气短，口干，大便干，左下颌硬块如鸽卵，近日咳血三次，其中有块状物吐出，最大如小拇指。经近日复查 CT，心包胸腔腹部积液消失，右上纵隔不规则肿块 75.6mm×52.8mm，累及右肺上叶前段支气管起始部。口腔溃疡易发，心悸，口干，呕血晨起甚。舌红苔薄黄，脉滑数。

分析证候，宿疾虽已控制，痰饮消退不易，仍需固守阵地。然肝火犯肺之咳血为急，心胃之热当顾，痰毒成为主要矛盾，乃以木防己汤、黛蛤散、海白冬合汤加味：

防己 15 克	桂枝 10 克	生晒参片 15 克	生石膏 80 克
玄参 30 克	海浮石 30 克	白英 30 克	麦冬 30 克
百合 30 克	炒杏仁 15 克	海蛤粉 30 克	青黛 6 克
土贝母 30 克	山慈菇 15 克	煅瓦楞子 30 克	代赭石 12 克

瓜蒌 30 克　　　　黄连 10 克　　　　姜半夏 30 克　　　甘草 10 克

14 剂，水煎服，每日 1 剂。

2018 年 4 月 15 日我恰巧又在乌鲁木齐市中医院讲学出诊，其子持舌头、面部照片，谓咳血止，口干减，睡眠好，气力增，大便畅，小便利，唯午后脚肿，左胸痛。舌苔黄厚。上方加知母 12 克，天花粉 30 克，土茯苓 30 克，前胡 15 克。

按语：用药精炼是经方的特点之一。即使是张仲景本人，面对复杂病情时，处方也常常超过 13 味，如鳖甲煎丸、麻黄升麻汤、薯蓣丸等。

这是从实际出发，以解决问题为目的的态度。面对恶性肿瘤的复杂病机，我常常不得不合方开大方，尤其面对 20 味以上的处方时，每每颇犯思量，竟不知何当去，何不当去。

有句话说得好："胜利者是不受谴责的。"但我还是希望处方小些，再小些。当然对于青年中医来说，还是从小做起，稳扎稳打，步步为营。先做好班长、排长，再向将军看齐。

经方医案·肿瘤篇
王三虎

食管癌

病案 1

黎老先生，广东廉江人。确诊食管癌，不愿手术、放疗、化疗，2014 年底来柳州求诊，以全通汤化裁：

姜半夏 18 克	料姜石 30 克	竹茹 12 克	大枣 15 克
甘草 6 克	威灵仙 20 克	壁虎 12 克	白术 12 克
瓜蒌 12 克	麦冬 15 克	当归 12 克	红参 10 克
白芍 15 克	何首乌 12 克	黄连 9 克	干姜 5 克

30 剂。

服用效显，每月 1 次，连续 5 次，诸症好转，信心更足。

病案 2

全通汤是我自拟的治疗食管癌的主方，也是我第一个方剂。2015年5月30日下午出诊南宁的病例则有方外之方，法外之法，赘述如下。

梁先生退休刚一年即患食管癌，至今已5年。术后3个月，虽经放化疗，但身体衰弱，诸多不适，找我看中医，心无旁骛。全通汤自在不言之中，一次肺转移，两次危急容后详述。

2012年初肺转移，治疗以放疗为主，中药辅之。2015年1月5日，吐血黑便，危急之至，多家医院建议送回老家，唯其妻（同属县级领导）坚决坚持，不离不弃。入重症室一个月仍禁食止血，消耗殆尽。

其妻求我出诊，我已把握不大。但考虑禁食不必禁药，瘀血常留胃肠，日后必滋事端，西医方法用尽，中医责无旁贷，乃遵仲景柏叶汤意，予侧柏叶、炮姜、艾叶、人参、大黄颗粒剂冲化鼻饲。1剂见效，3天后大便隐血阴性，连用完10剂后，转入普通病房。

清明之后，肺转移重症复来，短气不足以息，自汗如漏，夜三换衣，骶骨转移，疼痛连带右下肢，冰上加霜。家属拒绝放化疗和抽胸水，又指望我异地开药，自拟葶苈泽漆汤加味，不负重托，月余转危为安。但仍不能下床，也不能长途求诊。好在动车之便，300公里，半日可回，平稳安全，乃应约邕城。

刻诊：形体瘦削，头发花白，神情自若，谈吐从容，语音清亮，面无倦色。久坐则气急，偶有咳嗽黏痰，动则心悸，自汗乏力，手足温润，右下肢麻木无力，踩地则臀骶部疼痛以至不能下床，双脚肌肤甲错，皮色偏暗，趾甲厚脆无光，睡眠食欲乃至大便正常，小便频数，舌暗淡，苔薄白，中间多纵向小裂纹。脉数一息五至以上，左弦尺显，右弱散乱。

病不危重，但涉五脏。心脾气虚，营血不充，肺失宣降，肝肾亏虚，筋骨受损，取黄芪桂枝五物汤、小建中汤意，调营卫以充四末，建中焦以养五脏，补肝肾以壮筋骨。

处方：

| 炙黄芪 50 克 | 桂枝 12 克 | 白芍 12 克 | 生姜 12 克 |

大枣 20 克	炙甘草 12 克	饴糖 50 克（自备）	红参 12 克
山药 20 克	龟甲 20 克	杜仲 12 克	牛膝 30 克
续断 30 克	独活 12 克	土鳖虫 10 克	杏仁 12 克

农本方颗粒剂 20 剂，水冲服，日 1 剂。

按语：牵一发而动全身，何况食管癌这种大病。肿瘤临床，最是显示中医整体观念的机会。手术、放疗、化疗、靶向治疗，量身定制，都可看作中医整体把握疾病治疗的一个部分。不偏不倚，趋利避弊，全在医家气量、神仙手眼。一着不慎，全盘皆输。病至复杂危重阶段，更是衡量医家把握全局水平和诊疗用药水平的试金石。书到用时方恨少，事非经过不知难。

袁炳胜按：人禀天地之气而生。天气通于肺，地气通于嗌。食管癌者，古称"噎膈"。噎者，梗阻不通，食饮不能下也。膈（隔）者，隔绝堵塞，升降不得行也。患噎膈者，水谷不得入，升降不得行，气血化生无源，五脏六腑，肢骸官窍，皮肉筋骨脉，俱失荣养，则生机俱废也，病机复杂，诚为临床之逆症。

三虎教授积多年临床经验，创食管肿瘤之专方"全通汤"，应用有年，疗效确著。杨宗善老中医经临床使用，也认为确有疗效，《杨宗善名老中医临证精要》一书收录两个食管癌应用此方获得良好疗效的医案，并予以推广介绍。我在近期临床治疗的一例食管癌肝肺转移治疗中，参考该方思路，合用小柴胡汤化裁组方用药，结合针灸治疗，约 3 周许，患者反馈良好。

病案 3

王老先生，80 岁。河南焦作人。患食管癌 1 年半，全身多发转移，已到晚期。吞咽困难，日渐加重，胸腹腔大量积液，四肢浮肿，喘咳不能平躺久矣。住院数月，无能为力，规劝出院，一月可期。2017 年 4 月中旬其子女通过微信，恳求邮寄中药。颜面浮肿，舌体胖大，花剥苔。处方仍以自拟全通汤治本病，开通食管势在必得。积水甚急，取己椒苈黄丸、葶苈子大枣泻肺汤、泽漆汤意。

杂合成方：

防己 12 克	椒目 12 克	葶苈子 30 克	大枣 10 枚
泽漆 40 克	红参 12 克	穿山甲 6 克	料姜石 30 克
野生灵芝 9 克	壁虎 12 克	冬凌草 30 克	枳实 15 克
厚朴 15 克	天花粉 30 克	麦冬 20 克	姜半夏 24 克
威灵仙 20 克	炙枇杷叶 12 克	川贝母 10 克	

15 剂，每日 1 剂，水煎分 3 次服。

2017 年 5 月 7 日，其子女持老父舌头、面部照片前来西安益群堂国医馆找我面陈。服药有效，开始平躺。进食仍然不畅，以流食为主，纳差眠差，大便干结，尿利，胃脘少腹胀满，里急后重，颈部及上腹部均可见肿块。舌红少苔有裂纹。乃在上方基础上去大枣，加大黄 12 克。14 剂。先吃本方，后用以前寄的剩余药。

2017 年 6 月 1 日，其子女持老父舌头、面部照片前来西安益群堂国医馆找我面陈。食少胃堵，恶心呕吐，四肢无力，痰黏不利，夜不能寐，胡言乱语，大便次数多，少腹硬满，里急后重，舌暗红，苔薄黄。此热结下焦，加桃核承气汤（桃仁 18 克，甘草 6 克，桂枝 10 克，肉桂 6 克，芒硝 6 克）逐瘀血，薤白 12 克通利大肠气机。28 剂。

2017 年 6 月 5 日其女微信给我："王教授您好！不好意思打扰您了，我把您 5 月 7 号和 6 月 1 号开的药方发给您，是想让您看一下 6 月 1 号这个药老父用了两天后，从昨天开始一直坐马桶上起不来了，一直想解大便，一次解一点，像痢疾一样，很可怜。

5 月 7 号您开的药老人吃完后基本上大小便都正常了，并且大便还成形，虽然小肚憋着难受，总想大便，但基本上一天一次，真正的解下了大便，其他时间总想大便，我想应该是癌细胞的压迫感导致的便意，可这次是一直拉大便，我想是不是桃仁和芒硝的原因，我不懂，但看着老父本来就吃得少，还总大便，唯恐出啥问题，心里很着急，所以麻烦您给予指导为盼！谢谢您！"

我回信不用芒硝，或一剂药用两天，仍不能解决问题。适值我在瑞士讲学，难免回复不及时，其女焦急万分。我让找针灸医师或住院治疗，其均不同意。逼得我于 6 月 18 日开灌肠方：木香 15 克，黄连 12 克，白芍 12

食管癌

克，薤白 12 克，白头翁 20 克，乌梅 30 克，甘草 12 克，浓煎 200mL，保留灌肠。

2017 年 6 月 21 日其女微信给我："王教授您好，按您说的方法我们今天已经为老人灌了三次肠了，老人确实由原来的一分钟一次坐便一次缓解到了能够忍受半个小时到两个小时一次，但大便解得还是不太利索，有时看老人很用劲的样子，还只是解出一点点，这种情况下来还需再灌吗？非常感谢您的指导，让老爹缓解了一步，在此深深的向您致敬！"回信再灌三天，今已不需再灌矣。

2017 年 7 月 13 日起子女到后先取药，诉大便已不成问题。水肿消退。前方去防己、椒目，加麦门冬为 50 克，桔梗 12 克，射干 12 克，生姜 6 片，20 剂。其子再三要求不要去药，我说有是证用是药，不可过也，伤其证也。仍然要求，我谓："我的地盘我做主。"

按语：大病用大方，势所逼也。张仲景治疗疟母的鳖甲煎丸，不也是 23 味药嘛。内服药老生常谈，此不赘述。灌肠方值得思量。

病案 4

2017 年 7 月 7 日河北省邢台市宁晋县刘先生，68 岁，以"吞咽困难 7 个月，水不得入 1 天"为主诉，在其女（中医师）陪同下，初诊于西安市天颐堂中医院。既往有脑干梗塞病史。2016 年 12 月 13 日第一次出现吞咽困难，经河北医科大学附属四院确诊为颈段食管癌，病理：鳞状细胞癌（低分化）。放疗 30 次，未能控制。

刻诊：无咳嗽，食欲好，睡眠好，口不苦不渴，平素大便不成形，夜尿 2 次，劳动时出汗，平时不出汗，舌质淡暗苔白厚，脉沉弦。

此等噎而到隔、口水不能下咽、随即吐出的急重症，正是考验中医的时候。观其黑瘦，腠理紧致，无汗，证属风寒外束，肺失宣发，津液瘀浊凝聚胸咽，当以小青龙汤为主方（其或然证有"噎"），合我自拟的全通汤（见于《中医肿瘤治法与方剂》）为主。然急则治其标，开通峻药必须打头，不然群雄无用武之地啊。

处方：

硇砂1克（冲服） 硼砂1克（冲服） 威灵仙30克　　　白芍30克

甘草10克　　　　生麻黄12克　　　桂枝12克　　　　干姜12克

细辛3克　　　　　姜半夏24克　　　生五味子12克　守宫12克

冬凌草30克　　　红参12克　　　　枇杷叶12克

5剂，当即代煎。令其一口一口慢慢喝，虽吐不辍。

次日一早，其女即告已能吞咽，感激涕零。并且，她决定马上参加当日本院正举办的为期一天的"王三虎经方抗癌经验学习班"，1200元学费不在话下，拜师如仪云云。下午观其舌津渐化，热象必显，嘱再开方时加黄连9克，瓜蒌30克，寒热并用，辛开苦降，已有小陷胸汤、半夏泻心汤之意了。经方，经方！

2017年7月16日其女微信："师父好！代煎的五剂药服完后，加黄连9克、瓜蒌30克服五剂（硇砂、硼砂各1克一直用着），昨晚饭时梗阻一次，我爸说，当时只觉得气往上顶，嗓子里吱吱响，口中唾液分泌增多，咽不下。不能吃只好不吃，躺下一小时后感觉梗阻减轻，喝了些流食。

刻诊：口苦，右耳脓性分泌物，身上常有汗，不欲饮，食欲正常，全部流食，吞咽感觉不适，咽唾液或喝水时嗓子响，偶咳嗽，痰稀，舌淡红，舌根苔白厚腻，脉弦细，平时大便2日1行，不成形，今天大便不畅，量少（老爷子说每次大便不畅时都感觉舌根不适，舌苔厚，咽下不畅），夜尿1次，量少。因病久不愈，有时情绪低落，或有发脾气。"

回信：原方加黄芩12克，薤白12克。

病案5

刘先生，85岁，2020年11月11日于渭南初诊。吞咽困难4个月余。确诊食管癌，放疗8次，仍水米难进，甚至发热咳嗽，虚弱不支，遂停止放疗，插入胃管，保守支持治疗月余。

刻诊：形体消瘦，虚弱无力，鼻饲流质食物，咳嗽痰稀，浊唾涎沫，咽喉干痛，大便干结，舌淡胖，苔白厚水滑，脉细弦。

辨病：噎膈。

辨证：水饮凝结，肺气不宣，阴液亏耗。

治法：温肺化饮，兼顾阴亏。

处方：小青龙汤加味。

麻黄 12 克	桂枝 12 克	姜半夏 15 克	白芍 20 克
细辛 5 克	干姜 12 克	五味子 12 克	茯苓 30 克
麦冬 30 克	百合 30 克	红参 12 克	威灵仙 20 克
瓜蒌 30 克	桔梗 12 克		

24 剂，水煎服，日 1 剂。

2020 年 12 月 12 日下午复诊，服药 24 剂，半月前咳嗽大减，正常进食，体重增加 2.5 公斤，精神气色好转，二便如常。舌暗红，苔稍厚，脉滑。水饮渐化，寒热胶结，胃失和降的基本病机成为主要矛盾。自拟全通汤予服：

威灵仙 30 克	白芍 30 克	甘草 10 克	守宫 12 克
姜半夏 20 克	黄连 10 克	黄芩 10 克	生姜 15 克
大枣 30 克	人参 12 克	枇杷叶 12 克	土贝母 20 克
瓜蒌 30 克	瓦楞子 30 克		

14 剂，水煎服，日 1 剂。

按语： 食管癌属中医噎膈，历代医家见仁见智，不乏经验。甚至可以说观点之相左，争鸣之激烈，未出其右。我按寒热胶结，痰气交阻，胃失和降，燥湿相混立论，有自拟全通汤行于世 20 余年，幸得诸多同道引用验证，不亦说乎。

这几年重温经典，小青龙汤或然证就有"噎"，使我脑洞大开，直叹仲景救我。见舌淡胖水滑，痰液清稀，面目浮肿，面色晦暗者，往往以小青龙汤取效。唯老年男性应用麻黄偶有小便困难之副作用，好在张仲景早有"去麻黄加茯苓"之明训。此时不用，更待何时？

病案 6

王先生，82 岁。陕西渭南农民。吞咽困难 50 余天。胃镜病理：食管鳞癌。2020 年 4 月 1 日于西安市中医院国医馆初诊。

用本人自拟全通汤颗粒剂：

枇杷叶 2 袋	威灵仙 2 袋	白芍 3 袋	甘草 3 袋
陈皮 1 袋	赭石 2 袋	蜈蚣 2 袋	旋覆花 1 袋
红参 2 袋	法半夏 3 袋	生姜 3 袋	麦冬 1 袋
黄连 2 袋	枳实 1 袋		

30 剂，每日 1 剂，分两次冲服。

2020 年 5 月 2 日杜万全堂中医医院复诊，患者及家属喜笑颜开。正常饮食通畅，偶呃逆，纳差，吐痰减少，大小便正常。舌淡苔黄水滑，脉滑。

辨病：噎膈。

辨证：寒热胶结，痰毒郁阻，胃失和降。

治法：辛开苦降，化痰抗癌，和降逆气。

方选：全通汤化裁。

处方：

枇杷叶 12 克	威灵仙 30 克	白芍 30 克	甘草 15 克
麦冬 20 克	壁虎 12 克	冬凌草 30 克	赭石 15 克
旋覆花 15 克	人参 15 克	姜半夏 20 克	麦冬 20 克
黄连 6 克	干姜 10 克	桂枝 12 克	

30 剂，每日 1 剂，水煎 2 次服。

按语：全通汤是我已公开的自拟方之一。疗效已为多位名老中医专著佐证。作为医生，先患者之忧而忧，后患者之乐而乐，秘传弟子马传琦、马宇、黄育浩在侧同乐，成就感油然而生。补药之于己，似属多余。

病案 7

刘先生，65 岁。2016 年 6 月 5 日，其女代诉：近半年体重下降 5 公斤，确诊食管癌 10 多天。米饭难咽，偶吐。合并食管静脉瘤，照片示，舌红光，根厚腻。予全通汤加减。

处方：

壁虎 12 克	冬凌草 30 克	威灵仙 30 克	白芍 30 克
甘草 12 克	麦冬 30 克	半夏 15 克	红参 12 克
桃仁 12 克	当归 12 克	降香 12 克	代赭石 15 克

竹茹 12 克　　　枳实 15 克　　　平盖灵芝 9 克　　料姜石 30 克

枇杷叶 12 克

25 剂，水煎服，日 1 剂。

2016 年 7 月 3 日复诊。患者自述吞咽困难缓解，无呕吐，饮食后腹胀，大便不成形，不反酸，时有呃逆，口苦，饥饿时胃痛，盗汗，脉细数，舌红，苔花剥。痰热扰胸，上方加黄连 10 克，瓜蒌 30 克，栀子 12 克。再加乌贼骨 12 克护胃散结。24 剂。

病案 8

张女士，63 岁。2016 年 6 月 5 日初诊。吞咽不畅半年。症见：吞咽不畅，纳少，二便调，眠可，舌暗苔黄腻，脉弦。两天前得到胃镜及病理结果：胃体癌侵及贲门（低分化腺癌）。

处方：全通汤加减。

颗粒剂：枇杷叶 12 克，黄连 10 克，瓜蒌 30 克，威灵仙 20 克，土贝母 15 克，瓦楞子 20 克，干姜 10 克，栀子 12 克，白芍 30 克，枳实 15 克，竹茹 15 克，代赭石 15 克，红参 12 克，生姜 12 克，甘草 10 克，当归 12 克，蜈蚣 3 克。27 剂，每日 1 剂，温水冲化，分 2～4 次口服。

2016 年 7 月 3 日复诊。吞咽不畅缓解，纳欠佳，无腹胀，时腹痛，大便少，10 天 1 次，寐可，口苦，时口干，喜热食，恶寒，无汗出，舌红暗，苔花剥。脉弦偏数，近一个月体重下降 5kg。上方加黄药子 9 克，增强化痰解毒之力。

按语：食管癌是我涉猎早且有自拟方的病症之一，效果还算明显。两例复诊取效就可见一斑。值得一提的是，在治疗食管癌过程中，患者多次发生吐出管状物的情况，顿觉畅快无比。其间机理和方剂药物是什么起主要作用，尚待进一步观察研究。

胃　癌

病案 1

杨某，女，61 岁。陕西省西安市临潼区油槐镇昌寨村人。2009 年 6 月 1 日初诊。胃痛呕吐 3 年，胃癌术后 100 天。

刻诊：面黄无华，形体虚弱，食欲不振，食后易吐，偶见呃逆，大便如常，舌淡苔薄，脉细而弦。胃溃疡病史 2 年。

病属胃反，证属脾失健运，胃失和降，法当健脾益气，护胃和胃。

六君子汤和乌贝散化裁：

红参 6 克	党参 12 克	白术 10 克	茯苓 10 克
半夏 12 克	枳实 12 克	生姜 6 克	乌贼骨 12 克
浙贝母 12 克	瓦楞子 20 克	当归 12 克	延胡索 12 克
旋覆花 12 克	莱菔子 12 克		

20 剂，水煎服，日 1 剂。

2009 年 7 月 1 日二诊，症减神增，舌脉同前。上方加桂枝 12 克，竹茹 12 克，20 剂。水煎服，每日 1 剂。

2009 年 8 月 3 日三诊，呃逆反弹，胃胀午后为甚，舌脉同前。上方加厚朴 12 克，丁香 12 克，柿蒂 12 克。20 剂。水煎服，每日 1 剂。

2009 年 9 月 3 日四诊，胃脘胀满，胃中刺痛，呃逆仍有，寒热均非所宜，大便干燥，舌淡红，脉数。顽疾征兆已现，当补泻并用，寒热并行，增强辛开苦降、活血化瘀之力，上方加黄连 6 克，干姜 10 克，桃仁 12 克，红花 12 克，麻子仁 30 克。30 剂。

2009 年 10 月 5 日五诊，切口疼痛，食后胃脘胀满，纳差，呃逆，舌淡红，脉数。细询患者，自述还是服用 8 月份中药呃逆好转明显。这就是《灵枢·师传》所谓"临病人问所便"吧。关键是要"顺其志也"。乃施 8 月 3

日方 10 剂。

其后果然平稳顺当，4 个月来，约用 60 剂，2010 年 2 月 3 日九诊，偶有泛酸，B 超提示有胆结石，乃缩小其制，用 2009 年 6 月 1 日方加金钱草 30 克。上方加减化裁，每月 10 至 20 剂。

2010 年 12 月 3 日十五诊，仍有腹胀嗳气，食欲不振，面红便干，舌淡红，脉弦。考虑到患者用药时间长，经济能力差，乃再次缩小其制，以半夏泻心汤化裁：

半夏 12 克	黄连 8 克	黄芩 12 克	党参 12 克
生姜 12 克	桂枝 12 克	当归 12 克	枳实 15 克
炙甘草 3 克	金钱草 30 克		

携方自便。

2013 年 6 月 3 日陪其弟媳来诊，谓已无任何不适，干农活如常。

按语： 胃癌的基本病机是寒热胶结，胃失和降，痰瘀互阻，基本方是半夏泻心汤。但在实际应用过程中仍需根据患者当时的实际选方用药。本案先用六君子汤和乌贝散，后用半夏泻心汤化裁就是实例。

病案 2

宋某，男，66 岁。西安市人。2010 年 8 月 6 日初诊。胃癌术后 40 余天，病理分期 T2N0M0，不愿化疗，要求中药预防复发。

症见形容消瘦，面色略赤，口干夜甚，极易饥饿，胃脘隐痛，舌红少苔，裂纹明显，脉细而数。有Ⅱ型糖尿病、冠心病史多年。证属胃阴虚气弱，法当养阴益气，和胃止痛。

方选麦门冬汤加味（颗粒剂）：麦冬 2 袋，党参、半夏、沙参、玉竹、石斛、黄精、玄参、白芍、地黄、山药、当归、川楝子、山楂、鳖甲、甘草各 1 袋。25 剂，每日 1 剂，冲服。

患者反映服药畅顺异常，每诊喜形于色，既有知识分子的文质彬彬，又有良好的经济基础和对预防复发重要性的深刻认识，守方不变，前后 30 余诊，症状早已消失，舌象无改观，糖尿病、冠心病也未发作，至 2014 年 11 月 3 日就诊时，服药超过 900 余剂，时过 4 年。吊悬之心，虽可暂放，药物改变体质之难，可见一斑。

值得提出的是，2013 年 10 月 8 日该患者还在好大夫在线有如下言论："术后服王教授开的中药已 3 年多，病情稳定，可谓起死回生。王教授看病态度好，患者趋之若鹜，一号难求，有多少患者看多少，从不把患者拒之门外。该赞。"

2017 年 5 月初，患者仍到西安市中医院国医馆找我调治。看其形态与常人无异，论其心态则远较常人为好。

按语："江山易改，本性难移"，症状易消，体质难变。通过临床观察，我认为胃癌发展过程中表现出胃阴虚型者极为少见，临床不足 3%，而寒热胶结者占十之七八；脾胃虚弱，痰浊内阻型约占胃癌的十分之一强；湿阻中焦、气机不畅型，约占胃癌的十分之一弱。知此大概，辨病有则。

病案 3

程某，男，49 岁。广州人。吞咽困难，胃脘疼痛，呕吐 20 余天，确诊贲门胃底癌半个月，患者不愿手术、放疗、化疗，于 2015 年 3 月 6 日求诊。

刻诊：消瘦乏力，面色无华，舌淡，苔白厚，脉滑。

辨证：寒热胶结，以寒为主。

方选黄连汤化裁，辛开苦降，通上调下。

处方：

姜半夏 15 克	红参 15 克	桂枝 12 克	干姜 10 克
黄连 10 克	黄芩 10 克	浙贝母 12 克	海螵蛸 20 克
壁虎 12 克	冬凌草 30 克	竹茹 12 克	大枣 20 克
炙甘草 6 克			

20 剂后，妻女来述，噎解，饭增，症减，上方加高良姜 12 克，栀子 10 克。30 剂。

按语：黄连汤和半夏泻心汤同属寒热并用方，区别在于有无疼痛。痞满者，气机滞涩，故用辛开苦降的黄连、干姜。疼痛者寒重，故用桂枝温通。

栀子（大者名越桃）、高良姜等份为散，名越桃散，出自《素问病机气宜保命集》"治下痢后腹痛不可忍者"。我受王旭高"腹中寒热错杂而痛，古方越桃散最妙"（《柳选四家医案·环溪草堂医案》）的启发，临床常用于恶性肿瘤寒热胶结的腹痛，这是寒热并用、辛开苦降的另一对药，适应范围较广。本案意在增强疗效。

病案 4

这是渭南张辉医师 2014 年 12 月 11 日在肿瘤阳光论坛发的信息："胃癌病案，首先感谢王三虎教授，治胃肠病虽是我的特长，但治胃癌还是以王教授方为基础。

患者女，71 岁，体胖，痞胀，呕吐不止，饮食不下，倦怠乏力，大便干结难解，以胃癌住某医院肿瘤科，因种种原因不能手术，故保守治疗，用药不详，呕吐不止。因其夫患萎缩性胃炎，在我科治疗效佳，要求给其妻中药止吐，症如前述，舌略红，脉弦滑。

处方：吴茱萸、黄连、姜半夏、红参、甘草、壁虎、威灵仙、三棱、莪术、瓦楞子、枳实、大黄、赭石、蒲公英、石见穿、木香、沙参、百合、生姜。

3 剂后吐止，可喝少量稀饭，夜半口干时胃脘胀痛，便干，上方加浙贝母、薤白、延胡索、徐长卿、三七、藤梨根、马钱子粉。上方加减，共服 4 个月余，临床症状基本消失，饮食如常。

饮汤药已久，上方浓缩制成水丸已服 2 个月余。症稳，这个老人到底能活多久未知，现瘤体多大未查，我们中医改善了患者的病苦，提高了生活质量，从外表也看不出是一个胃癌患者。"

张大夫很谦虚，我却不谦虚地把他的贡献和光彩给我贴金，实在是出于让更多的同行认识胃癌不可怕的原因，还请读者诸君见谅。中医就是积极主动地治疗癌症的，绝不是补充和陪衬。而且，也有可重复性。

病案 5

2015 年 2 月 4 日，是西安市蔡先生找我诊疗胃癌两年之际。当年 62 岁的他因吞咽困难 40 余天，病理诊断胃低分化腺癌，B 超示肝胃之间淋巴结肿大，拒绝手术化疗，其女代为求诊。

述身体消瘦，呕吐黏液，胃脘胀满，大便正常。乃辨病立法，辛开苦降，消胀除满，半夏泻心汤颗粒剂25剂。1月后来诊，见效，追问出胃灼热，肠鸣，舌淡，脉数。再取30剂。服完再效，B超示肝胃之间淋巴结肿大变化不大。乃加复方斑蝥胶囊同时服用。2年来患者情绪乐观，信心十足，行动如常，对医者言听计从。

今述添腰腿痛，略见消瘦，余如常。当在治疗本病的基础上，加用祛风寒、壮筋骨之药。

处方（颗粒剂）：

法半夏1袋	红参2袋	黄连1袋	黄芩1袋
大枣1袋	炙甘草1袋	干姜2袋	瓦楞子1袋
乌药1袋	吴茱萸1袋	桂枝2袋	枸杞子1袋
益智仁2袋	苍术1袋	白术1袋	茯苓1袋
山药1袋	薏苡仁1袋	独活1袋	龟甲1袋
花椒1袋	九节茶2袋	桑寄生1袋	徐长卿2袋
赭石1袋	磁石1袋	自然铜1袋	土鳖虫1袋
骨碎补1袋			

每日1剂，冲化分服。

病案6

2007年，陕南一老人胃癌晚期，全身广泛转移，卧床不起月余，呕不能饮食，水入即吐，托人求方，乃取大半夏汤意为方电告：人参10克，制半夏30克，生姜18克。竟药到吐止，稍进饮食，亲来西安求诊。

明·江梅在《海外回归中医善本古籍丛书·医经会解》卷一的或问十条中特别强调中气，对胃癌呕吐方法奇特，首先战略上有名言警句，谓："翻胃之症，在人九死一生，甚是难治，所以难者以其不得而入之，则又安得而行之哉！然能细察症情，则法亦未必无法，方亦何必拘方，盖尝试之矣。"

其次，战术上有案可稽。第一是他老师的医案："尝治一妇病翻胃逾月亦，一切物俱莫入，惟好茶啜之，不吐。于是诸医遂猜胃中实，多用清利之剂，症则益甚。予师脉之，见其两手俱沉细而又与茶宜者，虚火上浮故也，遂用峻补剂投之即纳，及渣再煎而其吐犹故，二日再进亦然，诸医及本家疑药为未便。予师曰：渣盖力薄，正不胜邪也，遂用大剂急服，不惟吐即告止而病亦遂去焉。"

第二是他自己的验案："予尝治建宁廖氏妇者，素秉甚虚弱，月事不以时行，兼得前症且两月余矣。予脉之弦细而滑，予度胃作此疾有热浮，而津涸中虚，如前妇所遇之茶入而受之是也，亦有郁甚而中积余血、痰水为祟者，如此脉弦细滑之类是也，非塞因塞用不可，乃乘吐时更药以大吐之，得恶汁盆余，皆痰血相混，吐后投以补品辄受，而饮食亦进，逾二三日更易以硫黄等峻味大补，不惟吐止而精神倍益，且经调而遂娠孕亦。"读书至此，能不拍案惊奇，俯首臣服。

按：人参就是止呕药。邹澍《本经疏证》讲得好："干姜黄连黄芩人参汤、半夏泻心汤，呕者用人参多，欲呕者用人参少，是人参之治呕有专长矣。故凡呕而胸满者（吴茱萸汤证），呕而肠鸣心下痞者（半夏泻心汤证），呕而发热者（小柴胡汤证），胃反呕吐者（大半夏汤证），皆用人参，抑皆不少（用至三两）。

况旋覆代赭汤、生姜泻心汤以干噫而用，橘皮竹茹汤以干哕而用，吴茱萸汤以干呕而用。何独甘草泻心汤证，有干呕不用人参？

是许氏内台方甘草泻心汤中有人参，为不龊矣。呕家不用人参，有表邪方实者（葛根汤证），里热正盛而不渴者（黄芩加半夏生姜汤证），饮在膈上者（小半夏汤、猪苓汤等证）。且阳明证及妊娠，例不用人参，惟呕则用之（吴茱萸汤、干姜半夏人参丸证）。

盖呕者，脾胃虚弱，更触邪气也。人参色黄气柔，味甘微苦，惟甘故补益中宫，唯苦故于虚中去邪，呕之必用人参以此。"

病案 7

在我门诊中遇到的患者性情急躁者莫如雷老太太了。每次都急不可耐，即使有一个拿红本本的离休干部提前看诊，她也会长吁短叹，愁眉苦脸，极不耐烦。

2015 年 6 月 19 日排到 23 号的她已经几次抢先未果，但 10 点 20 轮到她时，言语却立即阴雨转晴，温和有加。对诊室人和等候的人说，胃癌手术后连化疗都没做，坚持吃王教授的药，今十年了。

我暗自感叹，斯人也，有斯疾也。用笑颜来压抑愤怒，气机滞涩以致胃反的病机可知；喜怒形之于色而不郁闷，则对服药获效防止复发有益。世界上的事情，就是这么复杂而奇妙。

袁炳胜按：花不同色，草不同形。一草一木，各有其性，一禽一兽，皆有其情，何况乎人焉。寒暑之变，思虑欲求，喜怒哀乐，饮食劳逸，得失成败，时事迁变，外则影响皮毛腠理，内则影响气血腑脏。然而影响之常变利害、强弱大小，皆关乎禀赋。禀赋者，外则可见于形体官窍之体征，动则可察见于声息形态。今之新科学研究证实：肿瘤的发生与遗传基因关系密切，即其意也。

病案 8

2019 年 12 月 1 日收到微信："王老师，您好！过几日我带老爸来西安找您复诊，您在西安吧？我老爸胃癌 6 月份来西安您给看的，服中药至今，情况较好，我们全家感谢之情无以言表！"

附处方：2019 年 06 月 01 日。

刘先生，71 岁，胃癌。

处方：

砂仁 10 克	豆蔻 10 克	薏苡仁 30 克	姜厚朴 20 克
川木通 6 克	滑石 15 克	姜半夏 30 克	黄连 10 克
黄芩 10 克	干姜 10 克	麸炒苍术 15 克	麸炒枳实 12 克
大枣 6 个	炙甘草 10 克	冬凌草 30 克	壁虎 12 克
煅瓦楞子 30 克	炒鸡内金 30 克	人参片 10 克	当归 12 克
炒山桃仁 12 克	海螵蛸 20 克	防己 15 克	知母 10 克

15 剂，水煎服，日 1 剂。

按语：我以半夏泻心汤为主治疗寒热胶结、胃失和降的胃癌，已有多篇报道。该患者一方不变，连用半年，病情稳定，家属满意。看处方，药达24味，可能要被高明者讥笑了。说实话，我在临床，该简则简，当繁则繁，总以病情为凭，绝不妄加一味。

本方以三仁汤出头，必是舌苔白厚腻布满舌面、湿热弥漫三焦为主要矛盾。半夏泻心汤解决胃癌的主要矛盾。冬凌草、壁虎是对未能手术患者的辨病用药。加苍术、炒枳实、鸡内金是针对食积治病，除苔厚外，当有脉滑。瓦楞子、海螵蛸之用，与反酸相关。当归、桃仁与舌质暗有瘀斑之舌象有关。防己、知母肯定是针对下肢浮肿。用 15000 ～ 18000 元的代价，换得半年的平安，也算药没白用，也是我平时能够达到的最低标准。

2019 年 12 月 3 日公众号"王三虎"刚发这篇胃癌医案，今天当事人从安徽来西安复诊。患者形色与常人无异。言服完西安拿回的药，颇觉有效。在本地取的药服后反而乏力增加。对照后发现半夏减为 12 克，壁虎减为 3 克。祛邪药减少，正气反伤，足见祛邪就是扶正。后来按原量，两三天一剂至今，效果满意。

看原来病历，除脉沉外，乏力，苔厚腻，反酸，下肢肿，都和我以药测证相符。秘传弟子姚丽、马传琦、马宇、黄育浩在侧，可以为证。今日舌仍厚腻，脉现滑象。上述症状还不同程度存在。可见古人说"湿热相合，如油入面，难分难解"，言之不虚。患者补充说：口干多饮与口不干少饮交替出现，尿急与尿等待交替出现。这是燥湿相混的另一种表现形式。乃用原方去木通、防己，加车前子 30 克、天花粉 20 克，利水而不伤阴，再加豨莶草 30 克祛风治腿麻，配合平消胶囊加强原发病的治疗力度。

2021 年 9 月 2 日下午，患者之子陪老家人来西安找我看病，言其父坚持用 1 年，其后在此基础上略有调整，断续服药，2020 年底因多食动物内脏而便血住院，检查肿块仍在。至今距确诊胃腺癌已两年三个月，如今餐食两碗，日常田地劳作。宿疾痛风、哮喘也已大为减轻。

这个纯用中药治疗胃癌的例子，足以醒人耳目，增强中医理论自信和临床自信。还要显摆一下，刚才这个中医爱好者买了我《经方人生》《中医抗癌进行时——随王三虎教授临证日记 3》，让我签名，不亦说乎！

病案 9

石女士，64 岁。2014 年 4 月 2 日初诊于西安市中医院。上腹部隐痛 3 月余。20 天前胃镜病检：贲门胃中分化腺癌。行腹腔镜根治术。拒绝化疗，据头晕乏力，面黄口苦，舌淡胖，脉沉，辨证为脾胃虚弱，与颗粒剂六君子汤 5 剂。5 日后，症减呃逆，再合旋覆花代赭石汤 25 剂。

5 月 7 日三诊，守方 30 剂。6 月 4 日，肠鸣眠差，舌淡红，脉数。乃予胃反主方半夏泻心汤 25 剂。其后，连续就诊到 2016 年 2 月 1 日 18 次，主方未变，每诊 25～30 剂，酌情配合养正消积胶囊。

2018 年 6 月 6 日，已停药两年余。刻诊：形体气色尚可，久别再见，格外亲热。自述多亏当年未用化疗而选择中医。近日因事多劳累，乏力背困，口舌生疮半月，大便干，小便少，睡眠差，舌红苔薄，舌边溃疡如大豆，脉滑。时日已久，旧疾新作，仍是寒热胶结、胃失和降的基本病机。

张仲景治疗口、眼、生殖器三联征（狐惑病）用甘草泻心汤，早就提示口腔溃疡有寒热错杂的病机。异病同治，仍守方再进 25 剂。

处方：

半夏 1 袋	黄连 3 袋	黄芩 2 袋	党参 1 袋
生姜 1 袋	干姜 1 袋	大枣 2 袋	炙甘草 2 袋
海螵蛸 2 袋	浙贝母 1 袋	瓦楞子 1 袋	红参 1 袋
天麻 1 袋	枸杞 1 袋	黄芪 2 袋	当归 1 袋
白术 1 袋	柴胡 1 袋	炒栀子 1 袋	

按语： 整体观念是中医的两大特点之一，这个特点在肿瘤科表现得最为突出。中西医是一个整体，目的一致。如何优化整合，我们还有很长的路要走，也希望西医同仁有此雅量，理解包容，相辅相成，世界大同。

病案 10

刘女士，52 岁，柳州市人。2016 年 12 月 14 日初诊。

刻诊：形体衰弱，面色灰暗，表情抑郁，体倦乏力，头晕眠差，胃脘胀满疼痛，不思饮食，寒热均非所宜，两足发软，舌暗红有瘀斑，苔薄，脉弱。胃低分化腺癌（pT4bN1M0）术后 5 个月余，化疗 5 个疗程。

辨病：胃反。

辨证：寒热胶结，胃失和降。

法当寒热并用，辛开苦降。

处以半夏泻心汤。7 剂，颗粒剂，冲服。配合黄芪注射液足三里穴位注射。

2016 年 12 月 28 日二诊：药后觉舒，食欲改善，仍面色灰暗，乏力腿软如踩棉花，头晕，餐后胃胀痛，大便干燥，眠差，舌两边有瘀点，脉弦。上方加人参、栀子、细辛、龙眼肉、当归、黄芪。3 剂。

2016 年 12 月 31 日三诊：面色好转，胃纳明显改善，仍失眠。舌脉同前。上方加生龙骨、牡蛎、酸枣仁、柏子仁，8 剂。

2018 年 1 月 9 日四诊：症减，上方 10 剂。1 月 25 日 7 剂。均配合穴位注射。其后 1 个月就诊四五次，依怕冷、肩痛、项强等随症加药。

2018 年 6 月 28 日，接到微信："我是胃癌全切中晚期患者，不知你还记得我吗？好佩服你不单会看病还能看相，而且看得很准。王教授你好，非常感谢你从死神边缘拉了我回来。

想起 2017 年 12 月我五次化疗完，脚像踩棉花一样走进你的诊室，坐下来我就讲，王教授你救救我，当时你看了我一眼，说化疗化成这个样子，化不了也可以中药调理。

当时我听了你这句话就好像抓到了一根救命稻草，有希望能活下来一样，坚持吃了你开的中药半年时间，我恢复得很好。每次去复查各项指标都正常，遗憾的是只吃了半年中药，想继续吃，无奈你已退休了。

现在很想继续吃你以前开的方子，不知可以吗？停药已有一年了，每次复查也正常。现在身体状况是，每天晚上睡不着靠吃安眠药，其他都很好。"我想起来了，她当时有肺转移、骨转移可疑。所以咳血肩痛，用药繁杂。可惜现在她只能提供部分病例乃至取药清单（颗粒剂）：

2017 年 5 月 31 日最后一次处方：

| 海浮石 | 白英 | 麦冬 | 百合 |
| 姜半夏 | 红参 | 炒苦杏仁 | 瓜蒌 |

射干	陈皮	炙甘草	猫爪草
地榆	蛤壳	仙鹤草	藕节炭
地黄	煅瓦楞子	紫草	水牛角
牡丹皮			

刻诊：肩膀痛项强胸痛，失眠，肛周疱疹，大便黏滞，转氨酶偏高。乃大病之后，气血未复，风邪入里，大肠湿热。以补气血，调寒热，利湿热。蠲痹汤、半夏泻心汤、赤小豆当归散化裁：

羌活 15 克	防风 15 克	白芍 30 克	甘草 12 克
姜黄 15 克	当归 12 克	黄芪 30 克	姜半夏 20 克
黄连 12 克	黄芩 12 克	干姜 9 克	大枣 30 克
炙甘草 12 克	人参 12 克	柴胡 12 克	赤小豆 50 克
苦参 12 克			

30 剂，日 1 剂，水煎服。

按语：本案诊断准确，情节曲折，脉络清晰，是中西医结合治疗胃癌的典型病例。中医在辨病的条件下辨证，以半夏泻心汤为基本方。胃气和降，就保住了后天之本的主要部分，也就具备了防止胃癌复发转移的能力。

药味由少到多，涉及面越来越广，既是水到渠成，也是没办法的事，谁让病机这么复杂呢。值得一提的是，刘女士至本书截稿前的 2022 年 11 月 19 日还找我网诊，而且又提到了我说她和她妹妹的事情。

病案 11

宋先生，71 岁，山东淄博人。呕吐半年。2020 年 1 月 15 日 CT：胃底贲门部及胃体部位占位，胃癌浸透浆膜层并周围淋巴结转移。病理：中—低分化印戒细胞癌，化疗四次效果不明显。医生建议做胃全切，家属拒绝。

2020 年 4 月 6 日初次网诊，吃饭、睡觉、大小便正常，舌红，中裂，偏右部分黄腻苔。2020 年 3 月 17 日 CT 肠道多发扩张并气液平面，建议结合临床除外肠梗阻。胃底贲门部及小弯侧占位，与 2020 年 1 月 15 日范围相仿。

辨病：胃反。

辨证：寒热胶结，燥湿相混，痰瘀互阻，升降失常。

治法：寒热并用，辛开苦降，养阴涤水，化痰活血，软坚散结。

选方：半夏泻心汤合乌贝散、滑石代赭汤、橘皮竹茹汤。

处方：

姜半夏 15 克	红参 12 克	黄连 6 克	黄芩 12 克
当归 12 克	百合 15 克	麦冬 15 克	滑石 12 克
煅赭石 12 克	干姜 10 克	威灵仙 10 克	煅瓦楞子 20 克
海螵蛸 15 克	浙贝母 10 克	大枣 30 克	炙甘草 9 克
麸炒枳实 12 克	陈皮 30 克	竹茹 12 克	醋山甲 2 克

颗粒剂，20 剂，每日 2 次，冲服。

2020 年 7 月 17 日第五诊，二～四诊，原方未变，前后已用 90 剂，服药平顺，无明显不适，几如常人。复查 CT，肠梗阻嫌疑解除，胃部基本同前。舌象同前。效不更方，原方 30 剂。

按语： 胃癌预后差，印戒细胞癌尤甚。平常我从寒热胶结立论，半夏泻心汤合乌贝散为主方已取得确实效果。该患者舌部分黄腻苔和舌中裂纹提示燥湿相混的病机（肠中气液平面也有提示）。

《金匮要略·百合狐惑阴阳毒病脉证治》："百合病下之后者，滑石代赭汤主之。"这一条，早已引起我的重视。以药测病，养阴和胃，当可用于胃病后期。

再结合《神农本草经》："百合，味甘，平。主治邪气腹胀，心痛，利大小便，补中益气。"和滑石"利小便，荡胃中寒热积聚，益精气"等靶向作用的见解，使我选定滑石代赭汤作为胃癌燥湿相混的代表方。

橘皮竹茹汤作为张仲景治哕、和降胃气的主方，橘皮用量独大（原方二斤，几乎是张仲景用量的第三名了），我心领神会，颇多效验。20 味药，多而不杂，和缓作用，分化瓦解，消积聚于无形，或可期也。

胃癌肝转移

病案 1

徐先生，67 岁，陕西绥德人。2020 年 3 月 23 日初诊于西安市天颐堂中医医院。

胃痛、胸前区不适 3 个月，食欲减退 1 个月，确诊胃癌肝转移 40 天。卡瑞利珠抗单＋奥沙利铂，化疗一疗程，恶心，胃痛，需服止痛药，少腹隐痛，眠可，舌红苔黄，脉弦。心脏支架植入 8 年。

辨病：胃反。

辨证：寒热胶结，胃失和降，痰瘀互阻。

治法：寒热并用，辛开苦降，化痰行瘀，扶正祛邪。

方用半夏泻心汤加味：

姜半夏 30 克	紫苏 12 克	黄连 12 克	黄芩 15 克
桂枝 15 克	干姜 12 克	人参 12 克	瓜蒌 30 克
延胡索 15 克	薤白 15 克	白芍 30 克	赤芍 30 克
枳实 15 克	厚朴 15 克	甘草 10 克	冬凌草 30 克
瓦楞子 30 克			

10 剂，水煎服，每日 1 剂。

2020 年 4 月 1 日复诊，嗳气反胃，舌脉同前。加竹茹 15 克，陈皮 30 克，滑石粉 10 克。

2020 年 4 月 26 日三诊，痛减，停用西药止痛药。食增，偶干呕，肠鸣，舌淡红，苔薄，脉沉。上方加百合 30 克，30 剂。平消胶囊，每次 6 粒，每天 3 次。

2020 年 5 月 31 日四诊，效显。癌胚抗原由 47ng/mL 变为 3ng/mL。舌淡胖，苔薄，脉沉。效不更方，上方 30 天药。

2020年6月28日第五诊，坚持服用中药，有效减少了化疗的副作用，但仍嫌恢复较慢，面部赤豆样疮疹，已出血，舌暗红，脉弱。守方同前3天量，带住院检查后再从长计议。

2020年7月31日第六诊，精神气色好，纳差，恶心，呃逆，呕吐，腹中雷鸣下利，舌淡红，苔薄，脉沉。复查B超CT，肝脏转移瘤由4cm缩小至1cm。胃壁由厚变薄。腹痛既止，白芍、赤芍当减，干姜改为15克，姜半夏改为生半夏，以增强化痰之力，30剂。平消胶囊，每次6粒，每天3次。

2020年9月10日第七诊，病情好转，食欲、体重增加，大便如常，呃逆不畅。舌淡红，苔薄，脉滑。同意外院化疗卡瑞利珠单抗＋泮托拉唑钠方案。上方改枳实末30克，增强理气消胀之功，30剂。

2020年10月13日第八诊，病情稳定，上方加守宫12克，加强解毒抗癌之力，30剂。

2020年11月6日第九诊：食后胃不舒，嘈杂，恶心，呕吐，舌红苔薄，脉沉。上方加乌贝散（乌贼骨30克，浙贝母12克）护胃消积化痰。24剂。

2020年12月2日第十诊，患者以及家属喜形于色，首战告捷，收集前后资料报喜。胃镜、CT、B超均未再提示"癌"，癌胚抗原正常，肿瘤标志物糖类抗原724也由高出正常值8倍的57.540U/mL到如今的恢复正常。仍守前方，30剂。

此后坚持来诊。2021年6月7日，患者专程来天颐堂门诊送来自题诗书法作品以示感谢（见图5），并希望能传世。

本患者部分检查结果见书后图6-12。

按语： 癌字当头，似乎以毒攻毒顺理成章。不赶尽杀绝，"不足以平民愤"。但张仲景治疗"胃反呕吐"（胃癌）的大半夏汤（人参、半夏、蜂蜜）的扶正祛邪之法早已指明方向。我从寒热并用的半夏泻心汤的辛开苦降中悟出，这是恢复胃气和降功能的巧妙法门，胃气顺畅，自然就有防癌抗癌的功能。不仅临床有实实在在的疗效，也是我"寒热胶结致癌论"的提出和发展深入的支柱。

冬凌草是辨病用药。二诊加竹茹、陈皮，且量大，是针对嗳气反胃，学习张仲景橘皮竹茹汤意，加滑石是《神农本草经》言其"荡胃中寒热积聚"，这都是我热蒸现卖的结果。

三诊加百合，就是在我提出"燥湿相混致癌论"多年后偶然发现《金匮要略》百合病的滑石代赭汤就是治疗胃癌燥湿相混的代表方。而临床实际，胃癌常常是寒热胶结，燥湿相混，两者同时存在，难分难解。这应了我平常说的一句话：遇到疑难怎么办，经典著作找答案。当然，气机窒塞、痰瘀互结才是胃癌肿块形成的常见病机，可以说是不言而喻。

初诊的延胡索、枳实、厚朴理气开结，瓦楞子的活血化痰散结，薤白的化痰通阳，赤芍的活血化瘀以及二诊开始的平消胶囊均有所体现，六诊姜半夏改为生半夏，八诊加辨病用药以毒攻毒的守宫，也是循序渐进、步步为营的体现。

九诊加乌贝散（乌贼骨、浙贝母），表面上是针对食后胃不舒、嘈杂，实际上是我在《内经》十三方的学习中悟出乌贼骨软坚散结，现代的乌贝散不仅是治疗胃十二指肠溃疡的妙方，也是散胃中有形之邪的良方。

本案是我治疗胃癌目前资料最全、疗效最好的病例，也是动用"十八般武器"，以复杂对复杂的结果。理论指导下的实践经验渐趋成熟，综合体现，也是门诊教学中振奋学生学习热情、激励中医自信的有效途径。

病案 2

杨先生，74 岁。2020 年 7 月 31 日于西安市天颐堂中医院初诊。胃脘胀痛 20 余天，伴下肢浮肿。两周前病理确诊胃窦低分化腺癌，肝转移，肿块最大 20mm×19mm，腹腔最大淋巴结 33mm×20mm，腹腔液性暗区 19mm。胃癌进展期，不能手术，化疗一次。CEA 49ng/mL，Ca125 68.7U/mL，Ca199 89.47U/mL，Ca724 7.96U/mL。

刻诊：形体消瘦，大便黑，时有失眠，食欲尚可。

舌红裂深，苔白，脉弦。

病属胃反，证系寒热交结，燥湿相混，痰瘀互结成毒，胃失和降。

治宜寒热并用，辛开苦降，润燥同施，理气活血，化痰散结解毒。

方选半夏泻心汤、滑石代赭汤、乌贝散加味。

处方：

姜半夏 20 克	黄连 10 克	生黄芩 10 克	干姜 10 克
大枣 30 克	人参 15 克	炙甘草 10 克	浙贝母 15 克
海螵蛸 20 克	麦冬 40 克	滑石粉 10 克	百合 50 克
煅瓦楞子 30 克	枳实 15 克	冬凌草 30 克	守宫 12 克

30 剂，水煎服，日 1 剂。

平消胶囊 6 盒，每次 6 粒，1 天 3 次。

2020 年 9 月 2 日复诊，效，腹水消，胃胀消，下肢肿消。舌有裂纹，脉沉。上方 30 剂，平消胶囊 6 盒。

2020 年 10 月 5 日第三诊，上方服药一周，面疖演变成"面赤斑斑如锦文"，脸胀、咳嗽，舌红苔厚，脉滑。此热毒外泄，病涉阴阳毒，加升麻 30 克，醋鳖甲 20 克，杏仁 10 克，30 剂。平消胶囊 6 盒。

2020 年 11 月 13 日第四诊，诸症好转。面肿退，紫色退，能食，体重增加 5kg。肝内多发肿块仅余一个，26mm×17mm 大小。腹主动脉周围有 23mm×7mm 淋巴结。CEA12.47ng/mL。上方改人参为 15 克，40 剂。

2020 年 11 月 18 日其子微信：和 10 月 16 号相比，瘤体缩小了一半多，淋巴结已无肿大。

2021 年 1 月 16 日其子微信："现在正进行第 7 次化疗，什么症状都没有了，能吃能喝，精神也挺好。第 8 次本人怎么也不化疗了。太神奇了，你太伟大了，我为遇到你而庆幸，生命中的贵人！王教授，这可能是速度最快、效果最好的案例。仅 120 剂就治好了。人间奇迹！"我回答：还是等胃镜结果吧。

2021 年 4 月 3 日与患者视频，停药 3 个月，无任何症状，老人自己认为好了，拒绝胃镜检查。视频中我说，面赤斑斑如锦文，舌红苔厚腻，有裂纹。湿热毒邪仍在，阴虚尚未恢复，继续服药吧。

处方：

升麻 18 克	鳖甲 15 克	当归 12 克	甘草 15 克

花椒 5 克	姜半夏 12 克	黄连 12 克	黄芩 12 克
人参 9 克	干姜 9 克	大枣 30 克	百合 30 克
滑石 12 克	代赭石 12 克		

14 剂，颗粒剂，日 1 剂。

2022 年 10 月 15 日上午网诊：停药至今，形如常人。1 个月来黑便，食少，怀疑复发，仍不愿做检查，面上斑大减，舌红苔厚。上方加地榆 30 克，槐花 30 克，土贝母 15 克，鸡内金 15 克。汤药 15 剂。

按语：中医是个好职业。明明是中西医结合治好的，却如此受患者及其家属的感恩戴德。我和我的弟子，越来越认识到百合狐惑阴阳毒与癌症的关系。患者最近连续以日记和医话形式反映进展，我总不能袖手旁观，也得赤膊上阵了。积少成多嘛。这个医案，看点在阴阳毒的外在表现，眼见为实，耳听为虚。

胰腺癌

吴女士，58 岁，安徽人。2014 年 5 月 22 日以胰腺癌术后 1 个月初诊，胆囊与部分十二指肠同时切除，要求中医治疗。

在我处服用软肝利胆汤（小柴胡汤为基础的自拟方：柴胡 12 克，黄芩 12 克，法半夏 12 克，红参 12 克，田基黄 30 克，垂盆草 30 克，丹参 20 克，鳖甲 20 克，生牡蛎 30 克，夏枯草 20 克，山慈菇 12 克，土贝母 12 克，延胡索 12 克，姜黄 12 克，甘草 6 克。功能：软肝利胆，化痰解毒，扶正祛邪。主治：湿热成毒，蕴结肝胆的肝癌、胆囊癌，以肝区胀痛，肿块石硬，面目黄染，食欲不振，舌红苔厚为主症）加减，1 年后回老家，2016 年 12 月 26 日复诊，无不适，影像及肿瘤标志物皆正常。

按语：樊代明院士说过"常人谈癌色变，医生谈胰腺癌色变"。因为胰腺癌发病隐匿，早期几无症状，发现时每届晚期，平均生存时间通常不到一年。要我看来，病位在中焦枢纽，极易导致气机升降严重窒塞，横冲直撞，多脏受侵，后天之本重伤，岌岌可危。实际案例说明，经方给了我们很多！

胰腺癌

病案 1

朱女士，60 岁，西安市人。2016 年 11 月 6 日，以"胰腺癌术后 1 个月，糖尿病 3 年"初诊。消瘦乏力，舌红苔白，脉弱。

虽注射胰岛素，血糖控制不理想。寒热胶结，燥湿相混，升降失常。

自拟消结复胰汤：

柴胡 12 克	黄芩 12 克	姜半夏 12 克	黄连 12 克
红参 12 克	干姜 10 克	山药 15 克	玄参 15 克
炒苍术 12 克	黄芪 30 克	炒枳实 15 克	桂枝 12 克
白芍 12 克	金钱草 30 克	炮山甲 6 克	生牡蛎 30 克

213 剂，水煎服，日 1 剂。

2017 年 7 月 2 日第九诊。每月 1 次，共服上方 213 剂，自我感觉良好。减炮山甲量，易瓦楞子。

处方：

柴胡 12 克	黄芩 12 克	穿山甲 6 克	姜半夏 12 克
黄连 9 克	红参 10 克	干姜 12 克	山药 15 克
玄参 12 克	炒苍术 12 克	黄芪 30 克	炒枳实 15 克
桂枝 12 克	白芍 12 克	金钱草 30 克	生牡蛎 30 克
白术 12 克	瓦楞子 30 克	延胡索 20 克	甘草 6 克

30 剂，水煎服，日 1 剂。

2017 年 8 月 5 日第十诊。无明显不适，每天注射胰岛素 12 单位，血糖控制在 5.1mmol/L。舌淡红，脉弱。建议逐渐减少胰岛素用量。坚持服用中药，巩固疗效。

处方：

柴胡 12 克	黄芩 12 克	姜半夏 12 克	黄连 12 克
红参 12 克	干姜 10 克	山药 15 克	玄参 15 克
炒苍术 12 克	黄芪 30 克	炒枳实 15 克	桂枝 12 克
白芍 12 克	金钱草 30 克	生牡蛎 30 克	

水煎服，每日 1 剂。

按语： 我们因为对社会的冷淡而被社会所冷淡！那就是说中医要面对整个社会，要面对常见病、多发病、疑难病，善于攻坚克难。如果我们只是治未病，只是治常见病，那么就会造成因为对社会的冷淡而被社会所冷淡。

当然，在治疗疑难病，尤其是肿瘤方面，我们确实需要很长的摸索过程。我主张在辨病的基础上辨证，就像胰腺癌，首先是有辨病的概念，中医的病因病机，基本治法，基本方药是什么？存在一个探索过程。

我的消结复胰汤，就是在黄连汤的基础上加减的，因为胰腺癌的基本病机就是寒热胶结、燥湿相混，胰腺位于肝脾胃之间。

小柴胡汤治疗肝癌，半夏泻心汤治疗胃癌，黄连汤就是治疗胰腺癌的。因为胰腺癌是以腹中痛为主症。

当然，并不是所有胰腺癌的患者都像张仲景《伤寒论》第173条"伤寒，胸中有热，胃中有邪气，腹中痛，欲呕吐者，黄连汤主之"描述得那么典型。但是通过我多年的观察，胰腺癌确实有寒热胶结、燥湿相混、升降失常的特点，所以在黄连汤基础上组成新方。

如果黄连汤的辛开苦降，解决了寒热胶结、升降失常的问题，那么燥湿相混呢，我就觉得胰腺癌和糖尿病关系密切。治疗糖尿病的燥湿相混的苍术、玄参和黄芪、山药就是非常好的两个对药。我的消结复胰汤就是在黄连汤加这两个对药的基础上组成的方子。

这个患者手术以后我们用过穿山甲，后来没有不适，考虑到价格，就换成了瓦楞子。乌梅丸也是治疗胰腺癌的主方，症状上以腹泻为主，病变范围扩大到脐周腹部，病涉肝脾；消结复胰汤以上腹部疼痛和呕吐为主，有时

胰腺癌

影响到背部，病位偏上偏后，病涉胆胃。

病案 2

我 1985 年到南京上研究生时，认识的第一个本科生前几年通过网诊让我治疗他人癌症。其后，又为其父求方。

后收到微信："王主任：您好！我是江苏某市中医院医师，又要麻烦您了。我父亲去年 8 月份发现胰腺癌（颈体部），CA199 1282。在某医院做了 4 次介入灌注后，CA199 下降到 600。介入医生建议放疗。

12 月 19 日，放疗做了伽马刀 12 次，放疗已结束。放疗前胰腺癌肿大小与初诊时基本不变，为 3.2cm×2.4cm。

2017 年 1 月 3 次 CA199 分别为 494、280、630。2017 年 2 月在江苏省中医院静脉化疗 1 次，癌肿大小 4.3cm×4.29cm，查 CA199 308、476。5 月份在某医院行第 6 次介入，胰腺占位在 1.9cm×1.1cm，周围境界清晰，CA199 530。6 月 13 号在某市中医院查 CA199 709.30。

2017 年 9 月 16 日您开的方子，只要有体力、胃口，一直间断服用。我在我们医院里转你的方子，1 个月大约吃到 15 剂左右，介入化疗后胃口太差，白细胞太低时，吃不上中药。化疗 1 个疗程，6 次已结束，暂时不化疗了。准备主要用中药调治。化疗药一用，体质就下降了。

原方：

柴胡 12 克	黄芩 12 克	桂枝 12 克	干姜 12 克
黄连 6 克	红参 12 克	半夏 18 克	壁虎 10 克
冬凌草 20 克	枳实 12 克	厚朴 12 克	莪术 12 克
瓦楞子 20 克	代赭石 12 克	当归 12 克	白术 12 克
茯苓 12 克	炙甘草 6 克		

每日 1 剂，水煎服。

最近轻度贫血。晨起大便正常，白天间断有多次腹中隐痛，痛即腹泻便稀，泻后不痛。舌苔，面色照片附后。请王主任高诊，谢谢！"

考虑到患者现在腹中隐痛，痛即腹泻便稀，泻后不痛。舌淡红，苔薄白，有齿痕，面色如常，乃寒邪较深，脾肾之阳受伤所致，加补骨脂 15 克，荜澄茄 12 克，散寒止痛，温补脾肾。

按语： 化结复胰汤，是我治疗胰腺癌自拟的基本方。由柴胡桂枝干姜汤与半夏泻心汤合方加味而成。我是这样考虑的，胰腺位于肝胃之间，地处中焦，寒热刺激，已属常态。所以胰腺癌的基本病机是寒热胶结、肝胃不和、升降失常，痰气交阻，日久波及脾肾。

胰腺癌常常是以黄疸被发现的。无痛性黄疸为胰头癌最突出的症状，占 30% 左右。黄疸呈持续性、进行性加深，也可有波动。

但总的来说，中医简单地将黄疸分为阳黄和阴黄，而胰腺癌引起的黄疸往往是从阳黄向阴黄的转化过程，或兼而有之，时阳时阴，模棱两可。

所以我用柴胡桂枝干姜汤疏肝和胃、温阳化结，其为底方之一。又因为胰腺癌常常导致肝胃不和或者本身就是肝胃不和的结果，而以寒热胶结、升降失常为主要病机，故半夏泻心汤的辛开苦降非用不可。

壁虎、冬凌草是辨病用药，解毒抗癌。枳实、厚朴、莪术、瓦楞子理气消胀，消散痰气之交阻，化凝结之积聚。当归、白术、茯苓温养脾胃，以健中气。

胰
头
癌

胰头癌

2020 年初，由于疫情，我困守长安。在南昌曾经请我出过两次诊的党姓朋友，又邀我出诊。这位先生胰头癌晚期，肿块已有 4.8cm×3.5cm，深度黄疸，病情危重。可能是前两次皆大欢喜的原因，这次我也愿意突出重围。

2020 年 3 月 21 日上高县中医院龙昱凤医师报告病情，首次会诊意见：老年男性，目黄面黑，精神尚可，对答流畅，上腹胀痛，食欲不振，大便不成形，眠差口苦，舌红有裂纹，苔白厚腻，脉沉弦。上腹部压痛，病起十余天，CT 系胰头占位。

中医病属伏梁，证系寒热胶结，痰瘀中阻，肝胃不和，胆汁不循常道，当以寒热并用，化痰行瘀，疏肝和胃，利湿退黄，方以柴胡桂枝干姜汤、半夏泻心汤、茵陈蒿汤加味。

处方：

柴胡 15 克	桂枝 12 克	干姜 12 克	姜半夏 24 克
黄连 12 克	黄芩 12 克	人参 12 克	苍术 12 克
槟榔 15 克	木香 12 克	枳实 20 克	厚朴 20 克
茵陈 50 克	栀子 12 克	大黄 12 克	鸡内金 18 克
鳖甲 30 克	煅牡蛎 20 克	炮山甲 10 克	莪术 12 克
金钱草 30 克	姜黄 12 克		

7 剂，水煎服，日 1 剂。

4 月 1 日，其子微信："王博士，您好！我父亲第二次七包药周六吃完，是周日微信视频吗？今天他洗澡，瘦了很多了，上周开始皮肤黑了很多，口苦、没胃口还未改善，有想呕吐的感觉，但腹部按压痛感没有了，大便小有成形了。现在他强迫自己吃点饭，但基本吃完饭就去卫生间上厕所，自述每天吃完饭有呕吐的感觉，但没吐。谢谢王博士！"嘱原方加薏苡仁 30 克，蒺藜 20 克。

4 月 11 日第二次会诊意见：黄老先生，81 岁，服上方 7 剂，身痒加蒺藜 20 克，薏苡仁 30 克，第三周加地肤子 30 克，苍术改为 30 克，桂枝 30 克，土茯苓 30 克。刻诊：面色黑黄较前好转，精神衰惫，嗜睡乏力，大便溏泄，恶心欲呕，腹部胀满大减，腹软色黄，尿黄混，大便黄，舌尖干红，舌苔白厚腻中裂，脉缓滑。

辨病：黄疸，积聚。

辨证：湿热瘀阻，肝郁脾虚，积聚形成。

治法：清利肝胆湿热，健脾利湿化浊，软坚消积。

方选：茵陈蒿汤、柴胡桂枝干姜汤、平胃散。

处方：

茵陈 60 克	栀子 12 克	大黄 5 克	柴胡 15 克
桂枝 15 克	干姜 15 克	黄芩 12 克	姜半夏 24 克

人参 12 克	苍术 30 克	厚朴 30 克	陈皮 40 克
竹茹 12 克	炮山甲 10 克	鸡内金 30 克	砂仁 12 克
鳖甲 30 克	煅牡蛎 15 克	木香 15 克	茯苓 30 克
土茯苓 30 克	白蒺藜 30 克	地肤子 20 克	甘草 10 克

14 剂，水煎服，日 1 剂。

4 月 18 日肝功检查很不理想。总胆红素 447.7μmol/L，直接胆红素 406.9μmol/L，间接胆红素 40.8μmol/L，谷丙转氨酶 80.4U/L，谷草转氨酶 103.7U/L。我的意见，胆管支架植入。

4 月 22 日其子微信："王博士，昨天我们去南昌一附院想装支架，医院不收，说患者身体状态达不到手术条件，今天回上高又住院了，这两天停药了，不要紧吧？"我嘱继续吃中药。

5 月 15 日其子微信："王博士，打扰了，我父亲上次因身体太差，省医院没收，自 4 月 22 日起又回上高住院，打了 9 瓶白蛋白，每天打了茵栀黄注射液及参麦注射液以及其他营养液。现胆红素指标由 400 多降到了 140，蛋白由 5 上升到了 30.2。

当时您在樟树开的 14 天的药，断断续续到昨天才吃完了，您看我明天几点和您微信看诊方便？另我父亲现在痒基本没有了，就是吃了药后拉得很厉害，晚上大小手有十多次。"

处方：

柴胡 15 克	黄芩 12 克	姜半夏 12 克	桂枝 12 克
干姜 12 克	茯苓 12 克	白术 12 克	薏苡仁 30 克
苍术 12 克	茵陈 30 克	栀子 12 克	大黄 6 克
鸡内金 18 克	金钱草 30 克	蒺藜 12 克	防风 12 克
蝉蜕 12 克	山药 30 克	山楂 12 克	甘草 9 克
人参 12 克	穿山甲 9 克	鳖甲 30 克	煅牡蛎 20 克

5 月 30 日其子微信："王博士，我父亲双脚脚背水肿较厉害，您看有啥办法没有，谢谢！"嘱加车前子 30 克。

6 月 13 日其子微信："我父亲上次您开的药后天吃完，还好，就是双脚还是肿得很厉害，上次加了车前子不是很明显，另脸上皮肤还是较黑。"

视频后处方，基本同前，加大益气利水力度：

柴胡 12 克	黄芩 12 克	姜半夏 12 克	桂枝 15 克
白芍 15 克	干姜 15 克	茯苓 60 克	薏苡仁 30 克
砂仁 9 克	山药 30 克	山楂 15 克	鸡内金 30 克
黄芪 60 克	知母 12 克	苦参 12 克	土茯苓 30 克
人参 12 克	穿山甲 9 克	鳖甲 30 克	煅牡蛎 20 克
苍术 12 克	金钱草 30 克		

7月16日其子微信："刚刚龙医生初步检查了，别的都还好，就是腹水还有，脚部水肿还存在（停了几天利尿剂）。"视其精神气色，几如常人，黄疸、黑疸均已退净，食欲、睡眠、二便正常，舌上黄厚腻苔渐退，阴虚之象已显，在继续清利湿热、疏肝利胆、健脾益气、利水消积的基础上，加强养阴利水之力。

处方：

柴胡 12 克	黄芩 12 克	姜半夏 12 克	桂枝 12 克
白芍 20 克	干姜 12 克	茯苓 60 克	薏苡仁 30 克
砂仁 9 克	山药 30 克	山楂 15 克	鸡内金 30 克
黄芪 60 克	知母 12 克	苦参 12 克	土茯苓 30 克
人参 12 克	穿山甲 9 克	鳖甲 20 克	煅牡蛎 20 克
苍术 12 克	金钱草 30 克	麦冬 20 克	百合 30 克

7月16日肝功复查结果：总胆红素 22.7μmol/L，直接胆红素 17.8μmol/L，间接胆红素 4.9μmol/L，谷丙转氨酶 131U/L，谷草转氨酶 90.9U/L。胆汁已循常道，剩余问题仍多。

至 2020 年 10 月 8 日，患者基本以上方为主，逐步康复，继续服药。

2021 年 5 月 24 日其子微信："博士，这次老爷子停药时间较长，让小龙医生看了下，都还好，他目前没有什么不适，就血压高了，他有点不肯吃药，您看下图片，还要怎么调方？要继续吃吗？"

回曰："确实判若两人，到停药为时过早。"

处方：

柴胡 12 克	黄芩 12 克	姜半夏 12 克	党参 15 克

白术 12 克　　　栀子 10 克　　　干姜 10 克　　　苦参 12 克

土茯苓 30 克　　薏苡仁 30 克　　苍术 12 克　　　炙甘草 9 克

14～30 剂，水煎服，日 1 剂。

2021 年 7 月 20 日其子微信："王博士，上次您开的药我父亲又吃完了，我把他近况给您汇报一下。胃口相当不错，胖了很多，肚子也大了。脚背有点肿，吃了西药消肿。睡眠尚可，但梦多。小便正常，不黄，大便一天一到两次，有时成形，有时差些，头有点痒，身上有点痒。"

视其舌裂纹出现，阴虚水停，上方加天花粉 30 克，麦冬 30 克，百合 30 克，滑石 20 克，知母 12 克，蒺藜 12 克，防风 12 克，在疏肝健脾、燥湿解毒的基础上滋阴利水，祛风止痒。

按语：我在多年的临床中悟出，黑疸，是黄疸基础上的恶化，也是肝胆恶性肿瘤的特殊证型。其病机是肝胆瘀滞，脾湿肾燥，燥湿相混，肾色外露。所以，既要用小柴胡汤疏利肝胆，茵陈蒿汤利湿退黄，也要用苍术、薏苡仁、山药、土茯苓这些利脾湿、润肾燥的药物。这些经验 2006 年在《中医杂志》报道后，多有效验。

本案的利水消肿，是近几年的新识。白芍的利水从真武汤、小青龙汤悟出，《神农本草经》强化"利小便"。《千金方》用麦门冬一味成方治"洪水"，《神农本草经》用百合"利大小便，补中益气"，均为我们肿瘤临床上经常遇到的阴虚水停这种颇难措手的问题提供了对效药。

重用茯苓利水，得益于《伤寒论》茯苓桂枝甘草大枣汤茯苓半斤的启发。这就是经典的魅力，学必有得，常学常新。

肝癌

病案 1

2015 年 5 月 25 日下午，我应邀出诊。黄老先生，病危多日，卧床不起，年高体衰，宿疾较多。

刻诊：面色晦暗，形体衰弱，双目黄染，声低气怯，勉强应答，腹部胀满，下肢浮肿，食少便溏，口干口苦，眠差咳嗽，畏寒，但四末尚温，喜热饮而不多，舌暗苔白，脉弦。

病属积聚臌胀，证情危重；肝胆瘀毒，水饮不化，心肺受损，阳气大伤，拟以扶正回阳，疏肝利胆，化气行水为法，取柴胡桂枝干姜汤意。

处方：

柴胡 12 克	桂枝 12 克	干姜 12 克	生姜 24 克
红参 12 克	黄芪 50 克	茵陈 40 克	大腹皮 30 克
半边莲 30 克	白芍 15 克	紫菀 12 克	车前草 20 克
白术 12 克	茯苓 50 克	猪苓 30 克	泽泻 15 克
益母草 20 克			

本拟水煎服，因该院药物不全，其家人乃随我回中医院取农本方颗粒剂 7 剂。

3 日不到，证情大减，要求转院到我科。以"大便次数太多，约半小时一次"为主诉；可下床，能对答；目黄减，有喜色；舌暗苔白，脉弦。嘱继续服用余药，再参乌梅丸意为汤。服药一剂，病情进一步好转。

29 日下午，谓便次减少，但病势又有反复，短气不足以息，舌暗红少苔，脉弦大而数。仲景云："夫脉当取太过不及。"阴证见阳脉，恐非佳兆，肾不纳气，虚阳外脱堪虑。血肉有情之品，此时不用，更待何时？《金匮要略》虽有"诸黄，猪膏发煎主之"一条，但老人尚厌油腻，急命家属以蛤蚧一对，冬虫夏草 3 克，老鸭肉适量炖汤予服。

30 日上午，家属电话，云服汤药反而身燥热，问与炖汤有关否？答曰：阳气浮越证已显，令炖汤加大葱白 3 根通阳，或可挽狂澜于既倒。古人云：脉在证先。又一证也。遵嘱果然呼吸顺畅而身静脉和，暂过难关矣。

袁炳胜按：现今之时，由于现代物理、化学临床检测等科学手段的临床应用，一些诸如"伏梁""息贲""肠覃""石瘕""癥""积"等古代医籍中所记述的相当于良性或恶性肿瘤或类似疾病，可以较早也更多地被发现。

肿瘤，便成为当今东西方各国普遍而更为严重的健康问题，而尤以老年为多见。

年老之人，大多形气不足。久病肿瘤，尤其慢性，或者转移者，常常影响多脏腑经络，影响阴阳平衡、气血和调，气机升降出入，证见多端。临床之际，尤须谨察病机，辨别标本，而为调治之，切不可一味施攻癌之法；或一味见虚而呆补，以免不顾阴阳气血脏腑形气之不足，一味攻邪抗癌，癌未能抑正气不支；或不顾癌毒鸱张，邪毒流散，而因其虚而滥施温补或滋养。

王师此案，因癌毒瘀结于肝胆，气机失于疏泄。水饮内停，臌胀已成，腹胀足肿，便溏食少，称危有日，苟延残喘而已。师用红参、黄芪，入于柴胡桂姜方中，健脾疏肝，大补元气，而增茵陈五苓散、车前、益母草、大腹皮、白芍、半枝莲等以助疏利三焦，恢复气机升降出入，而效应显然。

后因便次频仍，短气不足以息，并于久病不足之际，脉诊得"阴证阳脉"、阳气失固之先机，于其脱象未显之际，预为血肉有情之蛤蚧、虫草，补肾纳气，以为固摄获效，颇足为临床重大危急疑难案例之师法也。

郭朝虎按： 肝癌病程日久，形体衰微，卧床不起，声低气怯，食少便溏，畏寒。显然是正气亏虚。但同时又面色晦暗，双目黄染，腹部胀满，畏寒，下肢浮肿，王老师认为属积聚臌胀，证情危重；是肝胆湿热瘀毒阻滞气机，心肺阳气大伤，水饮不化。病机上属于正虚邪实证，这种情况扶正容易助邪，祛邪容易伤正气。如何掌握好其分寸，是考验中医水准的。

王老师以扶正回阳，疏肝利胆，通阳化气行水为法，取柴胡桂枝干姜汤意。以红参，黄芪扶正气，桂枝、炙甘草温通心阳，干姜、白术温运脾阳。针对湿热瘀毒为患的核心病机，以柴胡、茵陈、白芍、半边莲、车前草疏理肝胆湿热。茯苓、猪苓，泽泻利湿浊，紫菀温润肺气。大腹皮宽腹理气，充分体现了王老师扶正固本注重正气、疏理肝胆湿热、清利湿热、活血利水、条畅三焦气机的治疗思路。

立法周详，选药精当，切中病机，丝丝入扣，疗效显著。既体现了扶正祛邪的中医大法，也是善用经方治顽疾重症的典型案例。同时也体现了温病大家叶天士"通阳不在温，而在利小便"的思想。

切中病机，即使重症顽疾，也效果立现。三天后患者证情都大减。阴证见阳脉，王老师认为提示肾不纳气，虚阳外脱。本欲以猪膏发煎，考虑老人尚厌油腻，急命家属以蛤蚧一对，冬虫夏草3克，老鸭肉适量炖汤予服。药后燥热，白葱3根以通阳，充分体现王老师深入掌握病理机制，用药策略灵活。

病案 2

陈某，肝癌术后近9年半。因局部复发随我诊治，其间还行肺转移切除术，有记录的诊治近两年六十八诊，自拟的软肝利胆汤功不可没，我也很有成就感。2015年5月27日此君一如既往，偶来复诊。

对于肿瘤患者尤其是带瘤生存者的疗效评价，时间就是最有说服力的证据。以此向学生讲解展示，也算有理有据。乘兴合影留念，恐也属人之常情。谁料3小时后，此君专门回来，以看照片效果的名义，将其删除。云："打电话给夫人，她说和医生照相的话，就永远和医生在一起。对不起。"我无语，我怅然。斯人也，有斯疾也。

袁炳胜按：昔者高明如扁鹊，斯时堪称医中之圣明者也，犹有"六不治"无奈之叹。近代科学昌明，却是吾华夏近百年屈而不伸之所短者。同胞之人，对于科学的崇拜，至于非理性；对于人类的文明及其成就，犹为缺之理性之认识。况时移代隔，中西异趣；秉性好恶，各有不同。故医者虽存父母之心，然有时亦唯一笑而已，徒唤奈何。

凡人之病，必有所因。饮食起居之习惯，脏腑阴阳、体质血气之禀赋，性情涵养之个性，或居处环境、燥湿寒温之利弊，日积月久，多为常见、多发或慢性病症之原因。生老病死，无人能免。与明医为友，即生命之有所屏障者也。以迷信之观点、狭窄之心胸、偏执之行为为日常之生活，何异自设牢笼，了无生趣者也。

情志抑郁，心地痞塞，气血自然不畅，升降自然难谐，瘤疾多所难免，良可叹矣。临床情志之郁而不畅者，或主或次，比比皆是。临床之脉，亦常常兼弦象；而《伤寒论》四逆散之见证，亦极为复杂；故（传）有近代之名医某，颇善用四逆散。临床之际，于多数患者，常先以四逆散为主，先服数剂，以为"开路方药"，而临床颇多获效。

病案 3

乔先生，67 岁，柳州市人。2016 年 9 月 18 日，体检中发现肝右叶肿块 41mm×37mm，刚活检确诊肝细胞癌，因经济困难要求开中药。先以 3 剂软肝利胆汤见效，后至 2016 年 10 月 12 日，复诊 3 次，再服原方 22 剂，自行停药。

近日体检，提示肝脏肿块。忐忑不安。2017 年 5 月 22 日又来求诊，问为何停药至今，答曰：没钱。问再没做过什么治疗，服过什么药，答曰：没有。当即在我院复查 B 超：肝右叶肿块 43mm×37mm。结合形体精神面色尚可，腹胀、乏力，食少，眠差，大便不成形，肝掌，舌淡红，脉弦。

仍用原方（农本方）：

柴胡 10 克	法半夏 12 克	黄芩 12 克	黄连 6 克
红参 12 克	生姜 15 克	大枣 20 克	炙甘草 10 克
煅瓦楞子 20 克	煅牡蛎 30 克	枳实 20 克	连翘 15 克
叶下珠 30 克	土茯苓 30 克	重楼 12 克	鳖甲 20 克
大腹皮 30 克			

7 剂，颗粒，日 1 剂。

按语：软肝利胆汤是我在小柴胡汤基础上自拟的治疗肝癌的基本方。尽管清代名医徐灵胎说过"一病必有一主方，一方必有一主药"，但用区区 25 剂药，能将肝癌维持 8 个月肿块大小不变，形体外观如常人。还真得仰天长叹曰：谋事在人，成事在天啊。

病案 4

曾某，女，72 岁。广西柳州市人。2006 年 9 月 21 日初诊。

胃脘胀痛 5 个月。患者肝硬化史 4 年，3 个月前诊断出原发性肝癌，行肝左叶部分切除术。20 天前行肝动脉栓塞术。

刻诊：面黄虚浮，行动迟缓，声低气怯，胃脘胀痛、憋闷，泛酸烧心，纳差厌油，胃脘及右胁下痞硬，按之不适，午后 2 ～ 3 点心悸不安，舌淡红，边有瘀斑，苔薄黄，脉弦。

病属肝癌术后，证乃肝郁脾虚，胃失和降，痰瘀互结。治当疏肝健脾，和胃降逆，化痰行瘀，软坚散结。方选小柴胡汤合乌贝散加减。

处方：

柴胡 12 克	黄芩 12 克	半夏 12 克	红参 12 克
生姜 6 克	乌贼骨 15 克	浙贝母 15 克	土贝母 12 克
白术 12 克	茯苓 12 克	薏苡仁 30 克	山楂 12 克
麦芽 12 克	鸡内金 12 克	莱菔子 12 克	穿山甲 10 克
枳实 15 克			

7 剂，水煎服，日 1 剂。

同时配合中成药安替可胶囊内服。

服药后诸症渐减，唯胃脘憋闷不除，适读《丹溪心法·卷三》有积聚痞块专论，对于治"块"之药，推崇瓦楞子，认为"瓦楞子能消血块，次消痰"，恍然大悟，自恨阅历不深，乃于 2007 年 6 月 12 日第四十九诊时，加瓦楞子 20 克，3 天后来诊，喜出望外，谓药后胃脘即刻畅快。守方连用 52 剂，几无不适。其后仍以本方随证略有变通，间断以复方斑蝥胶囊内服。

2009 年 4 月 11 日第一百一十二诊，胃胀，少腹痛，尿急，原方加减，10 剂不效，乃改弦易辙，辨为寒热胶结，气机升降失常，方选《伤寒论》的黄连汤，寒热并用，交通上下。

处方：

黄连 8 克	干姜 10 克	桂枝 10 克	半夏 15 克
红参 6 克	大枣 15 克	炙甘草 10 克	

4 剂。水煎服，日 1 剂。

服药 9 剂。疼痛消失。2009 年 5 月 19 日第一百一十七诊，复查肝功正常，AFP：0.31ng/mL，CT 未见复发迹象。

2009 年 11 月 30 日第一百二十九诊，平素形体丰满，近日腹胀，大便不爽，舌红少津，脉弦数。治法为疏利肝胆，软坚散结，润肠通腑。小柴胡汤就有"上焦得通，津液得下，胃气因和"的通大便作用，当为主方。

处方：

柴胡 10 克	黄芩 12 克	半夏 12 克	红参 10 克
炙甘草 10 克	枳实 15 克	厚朴 15 克	鳖甲 30 克
穿山甲 10 克	何首乌 30 克	生地黄 30 克	火麻仁 12 克
虎杖 12 克	山楂 12 克	决明子 15 克	

7 剂，水煎服，日 1 剂。

2010 年 2 月 27 日第一百三十三诊，病情稳定，偶觉乏力，脘闷，眠差。舌红苔稍厚，脉弦。结合辨病，取小柴胡汤、枳术丸、补中益气汤意。

处方：

瓦楞子 20 克	柴胡 10 克	黄芩 10 克	半夏 10 克
炙甘草 6 克	枳实 12 克	白术 10 克	茯苓 12 克
升麻 6 克	黄芪 30 克	红参 10 克	葛根 15 克
山楂 12 克	麦芽 12 克	蒲公英 30 克	黄连 8 克

7 剂，水煎服，日 1 剂。

2012 年 12 月 31 日第一百六十一诊，反复胸背痛两月余，以"肺部感染、纵隔区小淋巴结影、心脏扩大，双侧胸膜肥厚"入某院治疗半个月。效果不显。

刻诊：胸背及上腹部疼痛，表情阴郁，呻吟断续，口干口苦，不咳，但呼吸不畅，舌偏红，脉弦。

此风邪入中，胸阳痹阻，病久入络，治从少阳，祛风止痛，活络宣痹，佐以补肾壮骨，防邪乘虚而入。形体肥硕，量大可矣。

处方：

柴胡 12 克	黄芩 12 克	红参 12 克	羌活 12 克
独活 12 克	肿节风 30 克	白芍 30 克	炙甘草 10 克
徐长卿 30 克	细辛 3 克	防风 12 克	桂枝 12 克
何首乌 30 克	血竭 5 克	降香 10 克	丹参 30 克
赤芍 30 克	杜仲 12 克	龟甲 30 克	骨碎补 30 克
土鳖虫 10 克	瓜蒌 30 克		

7 剂，水煎服，日 1 剂。

2016年9月11日，老太太自述上方效果好。这3年没再用药。从肝癌术后至今10年有余。近日大便不匀，纳食不香，食后腹痛。全面体检，基本健康。舌红苔薄，脉滑。仍为小柴胡汤证。

处方：

柴胡 10 克	黄芩 12 克	半夏 12 克	生姜 18 克
炙甘草 10 克	大枣 30 克	白芍 18 克	桂枝 12 克

5剂，水煎服，每日1剂。

2017年3月30日患者因出现右手酸软麻木，右胁隐痛，大便不畅，胃纳可，无口干口苦，舌红苔薄黄，脉弦细。辨证为：太阳风寒，少阳郁热。与柴胡桂枝各半汤。

处方：

柴胡 10 克	黄芩 12 克	党参 12 克	炙甘草 10 克
大枣 30 克	生姜 15 克	桂枝 12 克	白芍 12 克
葛根 30 克	羌活 12 克	前胡 12 克	延胡索 12 克

水煎服，日1剂。

按语： 肝癌是癌中之王。20世纪六七十年代，中医对于肝癌基本上是以活血化瘀为主，但结果并不理想，一般1年存活率只有10%。以后随着临床研究的深入，才发现正气亏虚尤其是脾气虚才是肝癌的根本病机，医者相应地采取扶正固本、健脾益气、疏肝理气的方法，疗效因而有所提高。

本案在健脾益气的基础上，结合胃脘胀痛、憋闷、泛酸烧心的主诉，以具有寒热并用、补泻兼施、和解表里、疏利枢机、恢复升降、通调三焦、疏肝保肝、利胆和胃等功能的小柴胡汤合现代治疗胃溃疡的验方乌贝散加减，稳定病情。

其中笔者又受朱丹溪善用瓦楞子的启发，加强了化痰活血散结之力。后选用黄连汤治疗上下不通的胃胀、少腹痛，再显经方魅力。术后10年，至今未见复发，理法方药，可资借鉴。

病案 5

甘某，男，40岁，广西武宣人。肝癌术后1个月余。

2008年6月22日初诊。形体精神可，无明显不适，舌红脉滑。乙肝20年。

诊断：肝积。肝郁脾虚湿毒未尽。

处方1：

柴胡 10 克	黄芩 12 克	半夏 12 克	红参 10 克
黄柏 10 克	苏叶 12 克	女贞子 12 克	土茯苓 30 克
重楼 12 克	紫草 15 克	白英 30 克	金钱草 30 克
鸡内金 15 克	甘草 10 克	姜黄 12 克	

20 剂，水煎服，日 1 剂。

处方2：安替可胶囊 2 粒，1 日 3 次，口服。

2008年10月22日第五诊，服上方平稳，守方至今，彩超、肝功、AFP等均未见异常。仍前方。

2012年12月3日，第六诊。肝癌术后 4 年余，间断服药，未见明显不适，逐渐有所松懈。近期复查 B 超提示肝右叶见一大小约 42mm×45mm 实质性低回声肿块，建议手术治疗。

2012年12月29日第七诊，肝癌复发术后 10 天，气力不够，形体消瘦，口干欲饮，舌红无苔，多梦易醒，大小便正常，脉细弦。

证属肝肾阴亏，正气未复。一贯煎加味。

处方：

枸杞子 12 克	女贞子 12 克	鳖甲 30 克	牡蛎 30 克
麦冬 15 克	生地黄 30 克	沙参 12 克	白芍 15 克
炙甘草 12 克	党参 30 克	黄芪 30 克	当归 12 克
川楝子 10 克	天花粉 30 克	叶下珠 30 克	

水煎服，日 1 剂。

按语：小柴胡汤是我治疗肝癌的基本方。本案也提示肝癌晚期肝肾阴亏、正气未复，一贯煎证不可忽视。我们应该抱着不轻时方重经方的态度，进一步探索其中的奥秘。

肝癌

病案6

吴先生，51岁。浙江仙居人。

主诉：肝癌术后4年半。

现病史：手术1次，介入13次，2015年10月服靶向药，大量腹水40天，肝内肿块（52mm），体重61kg减至45kg，肝功能总胆红素27.3μmol/L，直接胆红素16.8μmol/L，谷丙转氨酶60U/L，谷草转氨酶72U/L，总蛋白62.8g/L，白蛋白24.9g/L，白球比0.66，舌红苔薄黄，两下肢浮肿，腹泻日行四五次。其夫人是医师，听过我的课。万般无奈，微信求方。

2019年1月23日处方：

柴胡12克	黄芩12克	姜半夏12克	红参12克
干姜10克	桂枝12克	土茯苓30克	田基黄30克
白术12克	茯苓12克	薏苡仁40克	煅牡蛎20克
鳖甲30克	炙甘草6克	栀子12克	车前草30克
麦冬40克	生地黄40克	天花粉40克	白芍30克
大腹皮30克	半边莲30克		

7剂，水煎服，日1剂。

7剂后腹水明显减少，下午腹泻，糊状，一天八九次，纳寐可，稍感乏力。持续服药至2月14日调方：

柴胡12克	黄芩12克	姜半夏12克	红参12克
干姜12克	桂枝15克	土茯苓30克	田基黄30克
白术12克	茯苓30克	薏苡仁40克	煅牡蛎20克
鳖甲30克	炙甘草6克	栀子12克	车前草30克
麦冬40克	生地黄40克	天花粉30克	白芍30克
大腹皮30克	半边莲30克	猪苓30克	麻黄12克

2019年2月13日：腹水明显，纳可，时有腹胀，眠可，舌淡红苔厚，腹大如鼓，脐凸，皮上有搔痕。嘱原方继续。

2月20日复查MRI肝部肿块无变化，肝功能总胆红素20.3μmol/L，直接胆红素10.7μmol/L，谷丙转氨酶109U/L，谷草转氨酶132U/L，总蛋白

65.2g/L，白蛋白 27.8g/L，白球比 0.74。

服药至 3 月 16 日，两下肢水肿消退，胸腹水明显减少，近期睡眠欠佳，日行大便 6 ～ 9 次。乏力，纳可，舌苔稍退，调方（上方去麻黄，加鸡内金 30 克，黄芪 30 克，改薏苡仁为 30 克）。3 月 24 日夜晚兴奋难眠，调方（上方加黄连 9 克，肉桂 6 克）。

2019 年 4 月 15 日台州黄岩中医院面诊：自觉睡眠改善，形体消瘦，精神尚可，脐凸消失，右虎口挛急，纳增，口干，日行大便 3 ～ 4 次，舌淡红，苔根稍厚，脉弦数。

辨病：肝癌晚期、黄疸、臌胀，病势扭转，任重道远。

辨证：肝胆湿热未尽，阴液耗伤依旧，三焦气化失职。

治法：利肝胆清湿热，化气行水养阴，内服外用结合。

方药：小柴胡汤加味。

柴胡 12 克	黄芩 12 克	姜半夏 12 克	红参 12 克
干姜 10 克	桂枝 15 克	土茯苓 30 克	田基黄 30 克
白术 12 克	茯苓 30 克	薏苡仁 30 克	煅牡蛎 20 克
鳖甲 30 克	炙甘草 6 克	栀子 12 克	车前草 30 克
麦冬 40 克	生地黄 40 克	天花粉 30 克	白芍 30 克
大腹皮 30 克	半边莲 30 克	猪苓 30 克	鸡内金 30 克
黄芪 30 克	麻黄 12 克	乌梅 6 克	

外用：商陆 50 克，大黄 50 克，芒硝 50 克，肉桂 50 克，细辛 50 克，牵牛子 100 克，麻黄 100 克。打粉，姜末醋蜜和调，敷脐周。

按语：本病充分体现了辨病条件下辨证的观点。首诊舌红就加重干姜、桂枝，针对隐伏的寒邪。面对臌胀，阴虚迟早会出现这种情况，重用麦冬、生地黄、天花粉、白芍。其后之麻黄，乃据《神农本草经》"破癥瘕积聚"，又能利水，两全其美。正所谓癌症是个慢性病，减轻痛苦保住命。后续效果如何，且听后回分解。

肝癌脑转移昏迷

2020年10月12日下午下班前，于渭南市中心医院，我应家属邀请到神经内科 ICU 为肝癌昏迷的曹先生开中药。75岁的老先生，平素体健，3天前突觉不适，到本村医疗站后即昏不知人，随即急诊入院，确诊肝昏迷、原发性肝癌脑转移。我想这可真是晚期的晚期，还有治疗的意义吗。但盛情难却，勉为其难。

刻诊：昏不识人，牙关紧闭，面色晦暗，舌质暗红无津，舌苔黄厚燥，脉滑实有力。腹部痞满坚硬，大便干结须开塞露。

此痞满燥实坚，大承气汤证谛也。放胆应用，或有一线生机。

乃开颗粒剂：大黄30克，芒硝30克，厚朴30克，枳实30克。7剂，开水冲化，适温灌肠。

10天后接到家属电话，谓灌肠后逐渐有燥屎排出，3天后清醒。随即到西安再诊，结果相同。乃再求中医中药。我的辨病经验是大柴胡汤加味，开颗粒剂如下。

处方：

柴胡12克	黄芩15克	姜半夏30克	生姜18克
大枣30克	枳实15克	大黄12克	白芍30克
延胡索30克	栀子12克	人参15克	炙甘草12克
黄连9克	预知子12克	竹茹15克	陈皮15克
鳖甲20克	煅牡蛎15克	垂盆草30克	金钱草30克
鸡内金30克			

每日1剂，温化二三次分服。

2021年1月12日第四诊，病去七八，效不更方。

2021年3月11日第五诊：2个月吃了20剂药。近一周脚稍肿。形如常人，行动自如月余。嘱按时按量服药。

2022 年 5 月 26 日电话获悉患者健在。

按语：《伤寒论》第 30 条："以承气汤微溏，则止其谵语，故知病可愈。"仲景岂有先知先觉？细看这个条文，可是张仲景在《伤寒论》中唯一一次引用老师的话（《金匮要略》中引用了 50 次），历练既多，语气自然不同，难怪有如此的理论自信和疗效自信。

确切地说，《伤寒论》引用老师的话有 1 条、2 次，《金匮要略》有 47 条、50 次。但《金匮要略》的引用多属无奈之举，经验不够，历练不足，自信不强，权威未立。而《伤寒论》一口气讲了二十八九条，释放了压抑已久的激情以后，尊师重教的传统文化表现出来了。潜台词：我的老师更厉害！

举一个师徒同台的实际病例吧，老师不但疗效显著，而且料事如神，机理的解释也是如拨云雾。今天，我们也能从芍药甘草汤、甘草干姜汤、四逆汤中看出张仲景用药精简不是无源之水、无本之木。学习之后，我再讲经方，非提入门老师党学都、中专老师裴玉衡和王灼性、硕士导师宋立人、博士导师王宗仁不可。

（本节为王三虎教授学生撰文）

胆囊癌

2014 年 8 月 1 日，陕西省合阳县百良镇莘村的一个 76 岁王姓老太太的儿子找到我，要为患胆囊癌、被某大医院外科权威判定没手术机会、没治疗价值、最多能活 3 个月的母亲求方。

依据所提供的右胁肿块、面色黑黄、腹痛、口干、胃胀、纳差、恶心呕吐、喜热畏寒、小便黄赤等症状，我推断当属肝胆湿热郁阻，日久伤阴，且向寒湿转化，勉拟疏肝利胆、温中健脾、化痰解毒、养阴消积之方：

柴胡 10 克	黄芩 12 克	黄连 6 克	栀子 12 克

田基黄 30 克	茵陈 30 克	姜黄 12 克	郁金 12 克
干姜 10 克	桂枝 12 克	土贝母 15 克	山慈菇 15 克
夏枯草 20 克	玄参 12 克	白芍 12 克	麦冬 12 克
石斛 12 克	鳖甲 30 克	牡蛎 30 克	炙甘草 12 克

30 剂，水煎服，日 1 剂。

服药 5 剂后电话诉呕吐明显，建议加生姜 5 片继服。约 1 个月后的 9 月 5 日，其子来西安告病情减轻，再取原方 30 剂。又诉突然大量腹泻，因药物未变，乃断为"虽暴烦下利日十余行，必自止，以脾家实，腐秽当去故也"，张仲景《伤寒论》第 278 条历历在目，不必惊慌。果于 3 日后大便复常。

2014 年 11 月初其子再来西安，方知患者病去大半，黄退食增，几似常人，懒于吃药，至今才完。仍用原方，并嘱坚持用药，切莫功亏一篑。回想起来，无独有偶，14 年前我在本村也治疗过老太太胆囊癌，其作为典型病例载入 2009 年出版的我的代表作《中医抗癌临证新识》第 253 页。虽有如此巧合，但仍嫌病例太少太少。

乳腺癌

张女士，56 岁，淄博市人，左侧乳腺癌切除术后 2 年，右乳多发结节半年。2019 年 1 月 19 日初诊于淄博市第四人民医院王三虎教授经方抗癌工作室。

左胸壁刀口周围皮肤红肿，刀口上端结节呈融合状，色黑，质地坚硬。右胸壁发红，胸壁增厚，乳房多发红色结节，高起皮肤，右乳结节最大 1.5cm×0.9cm，右腋窝多发淋巴结肿大，最大者 3.5cm×2.2cm。无咳嗽，睡眠可，二便可。舌红苔白，边有齿痕，脉滑。

辨病：乳腺癌术后复发转移。

辨证：痰热成毒，阳明火旺，血中热毒未尽。

治法：化痰散结，清阳明经邪热，解血中热毒。

处方：二贝母汤合白虎汤加味。

浙贝 15 克	山慈菇 15 克	瓜蒌 30 克	青皮 12 克
夏枯草 30 克	蒲公英 50 克	连翘 15 克	路路通 10 克
甘草 10 克	石膏 80 克	知母 12 克	紫草 15 克
大青叶 30 克	水牛角 30 克	白花蛇舌草 50 克	半枝莲 50 克
黄连 12 克	姜半夏 15 克		

30 剂，颗粒剂，1 日 1 剂，温水冲化，分 2 次服。

2019 年 2 月 20 复诊，原左胸壁多发红色结节已明显萎缩、变小，刀口周围皮肤红肿也明显减轻。舌脉同前。B 超：左胸壁刀口周围皮肤红肿，多口上端结痂呈多发颗粒状，色黑，较前明显萎缩变小。右乳结节最大 1.5cm×0.9cm，右腋窝多发淋巴结肿大，最大者 1.5cm×1.1cm。在上方基础上加菝葜 15 克，30 剂，继续服用。

2019 年 2 月 28 日复查，左右两侧乳腺结节已经全部消失不见，唯右腋窝多发淋巴结肿大，最大者 2.3cm×1.2cm。守方再进。

按：二贝母汤是我治疗乳腺癌的辨病用方，并研制成新药二贝母胶囊，在西京医院应用 20 多年，临床观察总缓解率（CR+PR）达到 76.6%，本例有效也在预料之中。方歌：乳病土浙二贝母，瓜蒌青皮山慈菇，漏芦连翘蒲公英，甘草路路通夏枯。因土贝母缺药，所以本例没有用。

本例的特殊性在于白虎汤中的石膏、知母。古籍虽有"乳头属肝，乳房属胃"的说法，但在选方用药上未能得到体现。理论不能指导实践，这也是乳腺癌中医治疗方面疗效难于提高的关键。

我取木防己汤重用石膏之意，石膏用至 80 克，清热泻火散结，果然灵验。菝葜是化痰散结解毒之品，幸好该院颗粒剂竟有此药，"医之所病病方少"，有效的多种不同的药物选择何尝不是我们肿瘤医生的愿望以及本案取效的一个因素。

（刘小超　整理）

乳腺癌

乳腺癌、阴阳毒

2021年1月12日收到河南老太太微信："这几年一直有您的关照，身体健康情况很好！右乳癌2016年手术后在您处开中药治疗！深表感谢！一年来基本没吃您的中药，因疫情也没有去您那里就医。从10日早上起来发现右乳头有一点点分泌物，像小沙子那么大！但不流血，今早6点起床发现流血已干！乳内和以前感觉没异样。三天前洗澡人为搓澡不小心搓的。"

视其舌红苔薄。乃乳癌血中热毒，痰阻经络，用自拟二贝母汤。

处方：

土贝母20克	瓜蒌30克	姜半夏15克	黄连10克
黄芩12克	连翘15克	升麻15克	浙贝母15克
瓦楞子30克	海蛤壳30克	夏枯草20克	海浮石30克
漏芦12克	路路通12克	王不留行18克	青皮15克
甘草9克			

7剂，水煎服，日一剂。

2022年1月21日微信："乳头没有分泌物了！前几天B超还流鲜血，后擦了自己不出了！"

2022年1月8日："眼皮肿得睁不开了！左侧枕头上流水！皮肤非常薄！"先后服某医处方，"秦艽9克，防风9克，太子参15克，苍术9克，紫苏9克，生姜9克，茯苓15克，甘草9克，白芍15克，升麻9克，葛根9克，麦冬15克，牡丹皮9克，知母9克"，5剂，未见好转；后服"黄柏12克，白芍15克，五味子9克，威灵仙9克，苍术9克，陈皮9克，羌活9克，独活9克，防风9克，豨莶草15克，石膏30克"，已吃2剂，没见多少好转。

我按乳癌、阳毒辨，处方：

石膏50克	升麻50克	鳖甲15克	当归12克

| 白芍 30 克 | 生地黄 50 克 | 牡丹皮 15 克 | 水牛角 30 克 |
| 大青叶 30 克 | 竹叶 12 克 | 滑石 15 克 | 甘草 9 克 |

2022 年 2 月 10 日微信："您开的药已吃 4 剂，头两剂减轻明显，可比吃原先那个医生最后 5 剂药好多了。但今天是这种情况。现主要是乳头下面又长了一个小瘤！原先一个，现又长一个。1 月 2 日 B 超后，中药过年也没停。我愿意配合您的中药治疗，绝不手术！昨天下午到家弄姜汤水后，有点红肿，厉害。本来已经轻了！"

热毒未尽，死灰复燃。非加大力度不可。处方：

石膏 80 克	升麻 50 克	鳖甲 25 克	当归 12 克
白芍 30 克	生地黄 50 克	牡丹皮 15 克	水牛角 30 克
大青叶 30 克	竹叶 12 克	滑石 15 克	甘草 9 克
土贝母 30 克	浙贝母 20 克	夏枯草 30 克	猫爪草 20 克
连翘 30 克	王不留行 30 克		

2022 年 3 月 1 日微信："吃过您开的中药 7 剂后，从额头开始逐渐消肿。2 月 16 日开始辟谷，不吃饭，水也不太喝，7 天后，2 月 22 日后基本上全消肿。这几天没吃药，已吃饭，左眼皮又有点痒，肿了一点！乳房有时有疼痛的感觉，胸部右乳房左上侧，锁骨离乳房中间小痛。"邪气既退，减量可矣。

处方：

石膏 50 克	升麻 30 克	鳖甲 20 克	当归 12 克
白芍 20 克	生地黄 30 克	牡丹皮 15 克	水牛角 30 克
竹叶 12 克	滑石 15 克	甘草 9 克	土贝母 30 克
浙贝母 20 克	夏枯草 30 克	猫爪草 20 克	连翘 30 克
王不留行 30 克			

按语：临床是创新的源头。有是证用是药。乳房属胃，得以验证；阳毒面赤，确凿无疑。重病大方，箭无虚发。

乳腺癌骨转移

廖女士，42岁。江西新余人。2019年10月我应邀到樟树市药交会参加义诊。这是我第一个义诊患者。

自述2018年2月确诊左乳癌，左腋下及骨转移（右侧第2前肋，胸骨柄和第5胸椎转移，其中右侧第2前肋病理性骨折；左侧第3后肋和右侧第3前肋转移不除外）。

2019年1月骨扫描复查（见图13），左腿胫骨转移。没有做手术，PCH方案化疗6个月，根治性放疗33次：左乳肿块由7cm缩至0.6cm，左腋下消失，但造成左肺上叶胸膜下多发絮斑片影，2018年10月结束。现维持治疗：赫赛汀靶向药输液（21天1次），唑来磷酸护骨治疗（3个月1次）。

第1次，2019年10月15日在江西樟树面诊，左乳发黑，肿硬疼痛，表面不平，可及花生大小肿块，胸胁、胫骨疼痛，咳嗽牵引疼痛加剧。性子急，很容易就上火发脾气，易焦虑。指甲易断裂，皮肤蜡黄干燥。食欲较好，小便正常，大便深色不成形，常放屁。睡觉半睡半醒，多梦，但精神较佳。早起流鼻涕。舌淡红苔薄，脉弦数。

辨证：乳癌毒盛，损骨伤筋，肺失宣降。

以自拟二贝母汤治疗乳癌，小青龙汤治疗咳嗽胸痛，独活寄生汤加味治疗骨转移疼痛。

处方：

土贝母15克	浙贝母15克	瓜蒌30克	夏枯草30克
麻黄12克	桂枝12克	干姜9克	五味子12克
石膏30克	黄连9克	独活12克	桑寄生12克
秦艽12克	防风12克	细辛6克	川芎12克
当归12克	生地黄30克	白芍20克	肉桂9克
杜仲12克	牛膝15克	红参12克	炙甘草15克

醋山甲 6 克	龟甲 15 克	骨碎补 30 克	土鳖虫 10 克
穿山龙 30 克			

15 剂，颗粒剂冲服，日 1 剂。

第 2 次，2019 年 10 月 29 日网诊，服药 15 天，偶咳嗽，无痰。大便色深，不成形，较前好些，早起流鼻涕较前减轻。偶尔便秘，舌红苔薄黄。

从经济报销及可持续治疗考虑，小其剂量：

麻黄 10 克	石膏 30 克	土贝母 15 克	浙贝母 15 克
瓜蒌 30 克	夏枯草 30 克	黄连 9 克	独活 12 克
桑寄生 12 克	秦艽 12 克	防风 12 克	细辛 6 克
川芎 12 克	当归 12 克	生地黄 30 克	白芍 20 克
肉桂 9 克	杜仲 12 克	牛膝 15 克	党参 12 克
炙甘草 12 克	龟甲 20 克	骨碎补 30 克	黄柏 10 克

30 剂，每日 1 剂，水煎服。

第 3 次，2019 年 11 月 28 日网诊，手沾凉水或人感觉凉时，手心发红，手指发痒。平躺手举高，左手易发麻。左乳放疗后较右乳偏大偏硬，服药后有所改善，较前软一些，但比右乳还是硬些大些。大便基本每天早上 1 次（偶隔天 1 次或 1 天 2 次），稀，不成形，味微刺鼻。小便正常。饮食正常，睡眠不稳定，有时候一觉到天亮，有时做梦。面黄。晨起还流清鼻涕，量比之前少些，鼻涕也浓些。骨头方面暂无感觉。第二次方加自然铜 20 克，土鳖虫 10 克，淫羊藿 30 克，补骨脂 12 克。服药 30 天。

第 4 次，2019 年 12 月 29 日网诊，自述原来手沾凉水或感觉凉时，手心发红，手指发痒的症状较前缓解。但人还是怕冷，天气凉时外出感觉风刺骨并且可穿过脑袋，需戴帽子才能缓解。偶尔咳嗽，有时会有一点点黄痰。左乳放疗后较右乳偏大偏硬，服药后有所改善，较前软一些，但比右乳还是硬些大些。大便基本每天早上 1 次；小便正常。饮食正常，睡眠还可以。面黄。

晨起偶尔还会流涕，量比之前少些，鼻涕也浓些。左腿胫骨转移处有时会感觉隐隐的刺痛，持续 1～2 秒钟，时间不固定，有时 1 个月没感觉，有时候 1 周有 2～3 次。牙床受损严重，吃点酸东西第二天都没法刷牙。近

4次来月经时间为10月17日、11月2日、12月8日、12月23日，间隔时间不规律。每次经期为6～7天，偶尔有血块（较前少些），量中等，血淡红。

2020年1月11日打完赫赛汀靶向药后，第二天感觉心脏怦怦跳，上楼气喘，持续了4～5天。以前没有这种感觉。第二年的21天1次的靶向药注射还有2次结束。风邪入里，肾虚骨脆，第三次方加五加皮15克，续断15克，增强壮骨力量。服药30天。

第5次，2020年2月11日网诊，微信："王教授，您好！我服药四个半月了，整体较前好些，人精神状态可以，手足遇冷发红改善了，鼻炎及咳嗽也好多了，谢谢您！今年1月底去上海复查了，病情稳定。目前症状主要如下：大便正常，早1次，小便正常。饮食正常，睡眠还好。面蜡黄，白细胞通常在（3.5～4.1）×10⁹/L之间，较正常人偏低。晨起偶尔还会流涕，量比之前少。

左乳放疗后较右乳偏大偏硬。B超3级乳腺增生，核磁共振却为6级。左腿胫骨转移处偶感隐隐刺痛，持续1～2秒钟，有时1个月没感觉，有时1周有2～3次。牙床受损严重。护骨针唑来磷酸最大副作用是下颌骨坏死。请求保护！上海肿瘤医院医生要求，继续做静脉注射的赫赛汀维持治疗。赫赛汀靶向药主要副作用是伤心脏，请求保护！近3次来经时间为2019年12月8日、12月23日、2020年1月20日，间隔时间不规律。每次经期为6～7天，量中等，血淡红，偶尔有少许小血块。"必须加强护骨作用。最后方加枯矾3克，冬葵子10克。服药30天。

第6次，2020年3月16日网诊，微信："从开始吃上个月药之后，睡眠一直不怎么好，好像一直在做梦。早上醒之后，头脑不像之前那样轻松，有精神。吃上个月的药，来经期的那几天便秘，两天上一次厕所。大便黏稠状，味臭，拉得也不是很顺畅。

上个月的药吃了，睡觉时晚上总是感觉很热，身上出汗。上个月药吃了后有点感觉想吐，人有时感觉没劲。咳嗽和流鼻涕还有轻微症状。这次服药15天。"舌淡红，苔薄，中浅裂纹。嘱上方加生姜6片护胃。

第7次，2020年3月30日网诊：微信："王教授：您好！第6次药方喝了 13 天，主要有以下症状，鼻炎犯了近 10 天，不断流清水鼻涕，鼻子皮肤总有痒，耳眼也有些痒。喝您中药以来，鼻炎好了很多，这是第一次发作，跟原来鼻炎严重时症状一样，晚上睡觉也会流，严重影响睡眠。月经总是不干净，3 月 11 日来经，3 月 17 日干净 1 天，18 日到现在，一直有很少的一点点。

这是以前从来没有过的症状，我一直以来都是 6 ～ 7 天就会结束。咳嗽，躺下更严重些，极少量白痰，嗓子干痒。舌头无味，稍苦，感觉有点厚。"辨为外邪袭表，肺失宣发。第一个处方加前胡 12 克，桔梗 12 克，牛蒡子 12 克，益母草 15 克，30 剂。

第 8 次，2020 年 4 月 29 日网诊，微信："近 20 天左右，白天偶尔，傍晚会咳，凌晨 1 ～ 2：30 严重些，极少量白痰，喉咙干痒。每天早餐后 9 点左右大便，但排便困难，需使劲用力才行，有 10 天了。鼻子早起还流清水鼻涕，偶尔夜里也会流涕。"

略做加减：

麻黄 10 克	石膏 30 克	土贝母 15 克	浙贝母 15 克
瓜蒌 50 克	夏枯草 30 克	黄连 9 克	独活 12 克
桑寄生 12 克	秦艽 12 克	川芎 12 克	当归 30 克
生地黄 30 克	白芍 40 克	肉桂 9 克	杜仲 12 克
牛膝 15 克	党参 12 克	炙甘草 12 克	龟甲 20 克
骨碎补 30 克	前胡 12 克	桔梗 12 克	牛蒡子 12 克

30 剂，水煎服，日 1 剂。

第 9 次，2020 年 6 月 9 日网诊，微信："王教授，您好。我 5 月去上海做了检查（见图 14，15），骨扫描显示左腿胫骨正常，第 2 右前肋较前改善，考虑肋软骨炎。CT 检查骨转移大致同前。非常感谢教授您的良药让我病情得以改善，让我看到了希望，重拾信心，真心底地谢谢您！

我目前的情况是这样的，最近脸色蜡黄又黑，有时觉得轻微头晕。饮食正常，小便正常。大便不成形，经常拉稀，味臭刺鼻，偶尔又便秘。鼻子早起还流清水鼻涕，偶尔夜里也会流涕。良药苦口利于病，可能我是吃药时间长了，现在闻到中药有点反胃，喝下后全身起鸡皮疙瘩。请问教授，还要坚持喝多久可以开始间隔性喝药？"

2020 年 04 月 9 日 B 超：左侧乳腺低回声结节，考虑 BI-RADS3 类。看到微信，我眼前一亮。原发病、骨转移都已大为好转，自当减量与服：

土贝母 15 克	浙贝母 15 克	瓜蒌 50 克	夏枯草 30 克
黄连 9 克	独活 12 克	桑寄生 12 克	秦艽 12 克
川芎 12 克	当归 30 克	生地黄 30 克	白芍 40 克
肉桂 9 克	杜仲 12 克	牛膝 15 克	党参 12 克
炙甘草 12 克	龟甲 20 克	骨碎补 30 克	

2 天 1 剂。停药时间大约在冬季。

按语： 辨病辨证相结合，专方古方相结合，持之以恒，乃获阶段性胜利。冲锋容易撤退难。逐步减少药量，防止病情反复。自拟二贝母汤作为治疗乳腺癌的主方，主要药物土贝母化痰解毒，浙贝母化痰散郁始终不离。

小青龙汤针对咳嗽胸痛，肺气不宣，可暂不可长。古有名言："最虚之处便是留邪之地。"风邪乘虚夹痰毒入骨才是本患者的重要问题。补气血、益肝肾、祛风湿、止痹痛的独活寄生汤加味治疗骨转移疼痛，笔者已有多年经验，历试不爽。而龟甲、骨碎补、土鳖虫是补骨、壮骨、入骨治疗骨转移的专药，在所必需。

本案的亮点在于枯矾、冬葵子之用。肿瘤临床诸多难题，患者的不离不弃，迫使我祈求古人，寻诸经典，已成习惯。近年来我学习《神农本草经》入迷，对其有关明矾"坚骨齿"、治疗"恶疮"的论述颇为惊异。深信古人之不我欺也。无独有偶，冬葵子在《神农本草经》中也有"久服坚骨长肌肉，轻身延年"之说。本案幸得获验，诚谓老天怜我。

腹膜后神经母细胞瘤

2019 年 6 月 16 日，一 5 岁男孩于淄博矿务局中心医院就诊。腹痛 50

天，面色㿠白，重病容，但欲寐，汗出，偶发热，默默不语，食少便干，右锁骨上淋巴结肿大结块，腹大尚软，舌淡红，苔薄白，脉沉。病理：腹膜后神经母细胞瘤。

辨病辨证：太阴病，太少合病，少阴病。以桂枝加芍药汤、桂枝加大黄汤、麻黄附子细辛汤、四逆汤、小柴胡汤合方。

3天后，小患者来到淄博第四人民医院（肿瘤医院），精神气色好转，腹痛减轻，有由当时几十分钟不配合，不让看舌头，后变得顺从。唯服药呕吐，大便未通，舌淡苔黄。病势得以扭转，医患双方互赢。守方再进，干姜由 10 克减为 5 克，生姜由 10 克加至 12 克，大黄由 5 克加至 10 克。同意放疗。

2019 年 7 月中旬，小患者已经自己步入诊室，对话畅顺，腹已不痛。具备了化疗条件。建议原方继续，配合化疗。

2019 年 8 月中旬，食欲不振，精神疲惫，形容消瘦，面色萎黄，舌淡脉弱。锁骨上淋巴结消退，腹部肿瘤明显缩小。患者不想再吃中药。我问为什么？他说，药苦。我说，咱好商量。你嫌药苦，我给你开甜的。小建中汤跃然而出。疾病在中焦，化疗又重伤中脏。气血阴阳两虚，正虚邪实两存，不重建中气更待何时？

其后 5 个月，都以小建中汤为主药，顺利完成化疗方案，做到了邪去而正不伤、中西医巧妙配合、医患双赢的效果。2020 年初的新冠疫情，困守长安的我，仍然惦记着这个小患者。

按语： 其后再没有消息。2021 年 8 月 2 日。山东淄博市一行四人来西安天颐堂中医院找我诊病，其中就有一个女孩就是在本案小男孩处求得到消息找我看的，也是腹膜后神经母细胞瘤。据其父讲手术后没有采取化疗，吃我开的小建中汤两个月，五苓散两个月，至今未见复发转移。

恰逢我的公众号上报道肺癌咳嗽案，是我的研究生刘小超整理的淄博出诊时的医案，其父留言值得一提："谢谢刘小超大夫两年前帮我们第一次预约王三虎教授，前两天刚去了西安复诊，王教授给开的麦味、杞菊地黄丸。一切顺利！女儿神经母细胞瘤，拒绝化疗，中药抗癌无事件第二年。西医眼中的儿童肿瘤之王，只有经方能让我们'稀里糊涂活着'。"

十二指肠癌肝肺转移

蒙某，男，71岁，柳州市退休教师。

2007年7月16日以"腹胀4个月，呕吐两个月，下肢浮肿1个月"求诊。自述2007年4月2日某医院术后，病理为十二指肠高分化腺癌，5月30日CT：肝肺转移，双侧胸腔积液。因不愿化疗，要求中医诊治。

刻诊：腹胀不解，呕吐清水，大便秘结，喜饮凉水，形体消瘦，面色无华，下肢浮肿，按之凹陷，舌红，苔薄，脉弦。证属寒热胶结，气机升降失常。收住院，支持疗法。

方用半夏泻心汤化裁：

姜半夏20克	黄连6克	黄芩12克	干姜10克
生姜9克	吴茱萸3克	红参12克	大枣10克
乌贼骨12克	浙贝母12克	黄芪30克	当归12克
茯苓30克	猪苓30克	白术15克	

3剂，日1剂，水煎服。并服安替可胶囊。

2007年9月9日二诊：住院40天，病情好转，昨呕吐、腹泻，舌红，苔薄，脉滑。上方减其制：

姜半夏18克	黄连8克	黄芩12克	干姜10克
红参12克	大枣10克	炙甘草6克	竹茹12克
蒲公英20克	代赭石15克		

3剂，日1剂，水煎服。

2007年10月12日第十一诊，服上方3剂，吐泻止，守方至今。近日头晕，走路不稳，嗜睡，舌红，苔薄，脉滑。证系少阳风火，肝肾亏虚。小柴胡汤加减：

柴胡10克	黄芩12克	半夏12克	党参12克

黄芪 30 克	天麻 12 克	枸杞子 12 克	菊花 10 克
白芍 12 克	瓜蒌皮 15 克	白蒺藜 15 克	

3 剂，日 1 剂，水煎服。

2008 年 1 月 15 日第三十一诊，基本服用上方，上症消失，但身痒多日，虽加有祛风药，未效，仍胃脘不适，舌红，苔厚，脉滑。证系血热生风，痰浊中阻，犀角地黄汤加减：

水牛角 30 克	生地黄 30 克	牡丹皮 12 克	黄连 8 克
栀子 12 克	白鲜皮 20 克	蝉蜕 10 克	防风 10 克
瓜蒌皮 15 克	枳实 12 克	竹茹 12 克	黄芩 12 克
苦参 12 克	甘草 12 克		

4 剂，日 1 剂，水煎服。

2008 年 4 月 9 日第五十一诊，上方约 30 剂后，继用 2007 年 9 月 9 日方，今胸腹部 CT 复查，胸水消失，胸膜肥厚粘连，肺、肝肿块消失。胃镜：残胃炎、吻合口炎。胃脘偶觉不适，走路不稳，头晃，舌红，苔黄，脉弦细。事半功倍，还须以恢复气机升降为法，寒热并用。仍以上方为基本方，酌加天麻、枸杞子等。

2008 年 12 月 17 日第一百一十诊，病情稳定，正常生活，坚持就诊，其间曾服上述凉血祛风止痒方 20 余剂。近来腰椎间盘突出复发，脚麻，舌红，苔黄，脉弦。乃急则治其标，以补肝肾、壮筋骨为主，仍不离和降胃气。

药用：

杜仲 12 克	川续断 10 克	龟甲 30 克	骨碎补 30 克
威灵仙 15 克	白芍 30 克	炙甘草 10 克	半夏 12 克
黄连 8 克	红参 12 克	竹茹 12 克	厚朴 15 克
枳实 15 克	苏叶 10 克		

4 剂，日 1 剂，水煎服。

2009 年 11 月 11 日第一百五十诊，上方两个月后腰痛、脚麻消失，改用原方，近日胃胀呃逆，大便不调，下肢浮肿，舌暗红，脉数。改旋覆花代赭石汤加味（农本方颗粒）：

旋覆花 10 克	代赭石 20 克	半夏 12 克	生姜 10 克
红参 12 克	黄连 8 克	枳实 15 克	白术 12 克
厚朴 12 克	竹茹 12 克	茯苓 30 克	

24 剂，日 1 剂。每日分 2 次冲服。

2010 年 6 月 24 日第一百六十三诊，除软困头晕外，别无不适。舌淡，脉弱。乃年老脾肾两虚之象，六君子汤加味：

党参 12 克	白术 10 克	茯苓 10 克	炙甘草 6 克
半夏 12 克	陈皮 10 克	黄芪 30 克	代赭石 20 克
枳实 12 克	天麻 12 克	龟甲 30 克	枸杞子 12 克
菟丝子 12 克	冬凌草 30 克		

10 剂，日 1 剂，水煎服。

2015 年 4 月，街遇其人，笑言超常。

按语： 十二指肠癌的基本病机是寒热胶结，气机升降失常。本案先后用半夏泻心汤、犀角地黄汤、旋覆花代赭石汤、六君子汤，可见和胃癌的病因病机小有区别。

膀胱癌

病案 1

卫某，女，53 岁，广西柳州市人。2010 年 4 月 24 日以"膀胱癌术后 1 个月"初诊。已行膀胱灌注化疗 5 次。

刻诊：面黄，血尿，尿急，尿频，尿痛，偶见尿失禁，大便意频，腰部不适，兼有咳嗽，纳差，乏力懒言，舌红，苔薄，脉滑。素有胃炎、乙状结肠息肉、右肾囊肿病史。

证属湿热下注，日久痰阻膀胱，血中热毒未净，痰瘀互结，气阴已伤。

法当清利湿热，化痰活血，凉血止血，益气养阴。

方用当归贝母苦参丸合蒲黄滑石散加味。

处方：

当归 10 克	川贝母 10 克	苦参 10 克	蒲黄 12 克
滑石 10 克	生地黄 15 克	竹叶 6 克	栀子 10 克
侧柏叶 15 克	藕节 12 克	白茅根 30 克	蒲公英 30 克
地榆 30 克	红参 12 克	黄芪 30 克	川木通 3 克

农本方颗粒，4 剂。每日 1 剂，分 2 次冲服。

复诊，因头昏、做恶梦加天麻 10 克，琥珀 5 克，9 剂，症减。

三诊，因腹胀，大便意频，加马齿苋 10 克，薤白 10 克，厚朴 15 克，5 剂。

四诊，大便硬，少腹痛，在初诊方的基础上加大黄 6 克，乌贼骨 12 克，茜草 12 克，琥珀 5 克，5 剂。

2010 年 5 月 31 日第五诊，尿血止，尿痛减，眼睑重，少腹拘挛疼痛，灼热胀满，纳差，乏力，舌淡红，脉沉细。初诊方去藕节、白茅根、地榆，加茯苓 10 克，白芍 12 克，甘草 6 克，延胡索 15 克，山楂 12 克。12 剂。

6 月 30 日第七诊，诸症均减，正气渐复，乃小制其剂。

处方：

蒲黄 10 克	滑石 10 克	当归 12 克	川贝母 5 克
苦参 10 克	地龙 10 克	栀子 12 克	蒲公英 30 克
全瓜蒌 20 克	乌贼骨 12 克	茜草 12 克	琥珀 6 克
白芍 20 克	甘草 10 克	延胡索 15 克	

每日 1 剂，水煎分 2 次服。

按语： 本案的基本病机是痰瘀互结、燥湿相混，故用当归贝母苦参丸上滋肺燥，下祛痰浊，蒲黄滑石散活血利水为基本方。若不能详察病机，闻癌治癌，套用成药，或以毒攻毒，或拘于道听途说的药理研究，则去道远矣。

病案 2

曾某，女，16 岁。广西柳州市人。因尿血查出膀胱癌，即于 1 个月前行手术，第 2 次手术后 1 周，2015 年 12 月 31 日因少腹及尿道疼痛、尿频初诊。面黑额甚，语音低微，舌淡红尖赤，脉弱。辨证为脾肾两虚，心火下移。以六味地黄汤合导赤散加黄芪、党参、龟甲、海螵蛸等 17 味药与服。

至 2016 年 2 月 17 日第七诊，体力增加，疼痛尿频未能改善。虽膀胱灌注中，情有可原，舌脉同前，但思路也需改变。乃依据额黑、少腹拘急结鞕、痛连尿道辨为瘀阻膀胱的蓄血证，与桃核承气汤原方：桂枝 30 克，甘草 15 克，芒硝 3 克，大黄 6 克，桃仁 15 克。日 1 剂，水煎服。

2016 年 2 月 21 日来诊，喜笑颜开，疼痛大减，小便次数由 20～30 分钟 1 次延长至 1 小时 1 次，效不更方可矣。

2016 年 2 月 25 日，患者今日来诊，昨夜一觉到天亮。经方之神奇，于此可见一斑。

其后，在门诊以六味地黄汤合导赤散加黄芪、党参、龟甲、海螵蛸等与桃核承气汤原方交替治疗，直到 2017 年 6 月底我从柳州退休，未见复发转移，身体逐渐康复。

按语： 临床是创新的源头，经方是癌症的克星。尿频尿痛，辨证为脾肾两虚，心火下移。以六味地黄汤合导赤散为主方。气虚用人参、黄芪，肾虚用龟甲、桑螵蛸是常规思维。在久用无效的情况下，以面额黑、少腹拘急结鞕、痛连尿道，辨为瘀阻膀胱的蓄血证，与桃核承气汤原方，竟收大效，岂非仲景救我？

病案 3

江某，35 岁。2020 年 7 月 4 日西安杜万全堂中医医院初诊。

膀胱肿瘤电镜点切除术后 6 年，少腹及外阴坠结不适，偶血尿，易怒，舌暗红，脉弦。

予小蓟饮子合桃核承气汤。处方：

小蓟 30 克	生地黄 50 克	木通 6 克	竹叶 12 克
甘草 10 克	蒲黄 20 克	当归 12 克	栀子 12 克
滑石 12 克	桃仁 15 克	芒硝 3 克	大黄 6 克
肉桂 6 克	瞿麦 15 克	天花粉 20 克	白芍 30 克

柴胡 12 克　　　　黄芩 12 克　　　　土茯苓 30 克　　　狗脊 15 克

8 月 1 日二诊：药后有效但不明显，现小腹及阴部仍坠结不适，面黄，易怒。详问得知，患者自大学以来，逢感冒即诱发少腹不适之症。思路大开，此乃风邪入里，少腹急结，血证谛，抵当汤主之。

予方：

虻虫 6 克　　　　水蛭 12 克　　　　大黄 12 克　　　　桃仁 20 克

7 剂，水煎服，日 1 剂。

9 月 5 日三诊：药后大效，少腹急结，阴坠不适诸主症于服抵当汤后明显减轻，未有尿血及腹泻，但仍易怒，右肋下闷满不适，小便黄，且有鼻塞等鼻炎症状。

予方：

虻虫 6 克　　　　水蛭 12 克　　　　大黄 12 克　　　　桃仁 20 克

柴胡 12 克　　　　黄芩 12 克　　　　半夏 12 克　　　　党参 12 克

生石膏 30 克　　　白芷 12 克　　　　菊花 12 克　　　　甘草 12 克

14 剂，水煎服，日 1 剂。

2022 年 5 月 7 日：患者仍来西安杜万全堂中医医院。言一年来基本未再吃药，病情未见复发。

按语： 仲景之言至简至微，至精至当。《伤寒论》第 124 条："太阳病六七日，表证仍在，脉微而沉，反不结胸，其人发狂者，以热在下焦，少腹当硬满。小便自利者，下血乃愈。所以然者，以太阳随经，瘀热在里故也，抵当汤主之。"

我在问诊中抓住的"逢感冒即诱发少腹不适之症"一语，和仲景原话"以太阳随经，瘀热在里故也"何其吻合，乃敢单刀直入，1 个月时间，区区 7 剂，药仅 4 味，效果截然不同。果如缪仲淳所谓："熟读仲景书，即秘方也。"

膀胱癌

子宫内膜癌

覃女士，53岁。主诉：子宫内膜中分化癌术后5年半。2002年12月18日柳州市中医院初诊病历："子宫内膜中分化腺癌（3C期）术后半个月。化疗1次。纳可，寐差，面黄，乏力，大小便可。舌暗红，苔薄白，脉弦细。以气血两虚立论，予八珍汤加味30剂。"

其后再化疗5次，复诊16次，因交通不便，每次带药50～80剂。守方并随症加减约800剂。2008年3月复查，仅血糖、胆固醇偏高，其余未见异常。

2018年5月14日深圳宝安中医院门诊，无明显不适，陪人找我看病顺诊。面色如常，近两日走路后下肢疲倦。纳眠可，二便调。视力较前提高，略感怕热。

治法：实则泻之，虚则补之，补肾培本。

处方：

知母颗粒1包	黄柏颗粒1包	山萸肉颗粒1包	山药颗粒1包
牡丹皮颗粒1包	泽泻颗粒1包	地黄颗粒2包	茯苓颗粒1包
牛膝颗粒1包	杜仲颗粒1包		

14剂，每日1剂，颗粒剂冲服，每日2次，每次150mL。

按语： 本病的临床治愈，中医还是西医起主要作用已经不重要。重要的是患者几经转折，千里迢迢告诉我这个令人愉快的消息，还希望我能救治他人的行动。感恩的心态就是良好的刺激。心为五脏六腑之大主，心安理得、心平气和才是恢复健康的根本。

子宫内膜癌骨转移

刘女士，53 岁，柳州市人。2014 年 5 月行子宫内膜癌手术。放疗后。2015 年 12 月发现骶骨、双侧髂骨、右侧髋臼、左侧坐骨上肢多发转移。我用独活寄生汤加味治疗 1 年多。2016 年 12 月 13 日 MRI 复查，病灶较前缩小。2017 年 6 月 19 日复查，核素骨扫描和磁共振，骨病灶消失。双侧腹股沟区多发淋巴结，左侧腹股沟区淋巴结稍肿大，最大 7mm×11.5mm。

2017 年 7 月 2 号来西安，诉口苦，消瘦，眠差，大便时腹痛，便后痛消。舌暗红，苔薄黄，脉弦数。辨证为痰瘀凝结少阳。小柴胡汤加味：

柴胡 12 克	黄芩 12 克	半夏 12 克	生晒参 12 克
生牡蛎 30 克	甘草 12 克	夏枯草 30 克	土贝母 15 克
土茯苓 30 克	鳖甲 30 克	莪术 12 克	瓦楞子 30 克
猫爪草 15 克	海螵蛸 15 克	茜草 10 克	桃仁 12 克
白花蛇舌草 30 克	王不留行 20 克		

30 剂，水煎服，日 1 剂。

子宫平滑肌肉瘤案

陈某，女，47 岁，广西柳州市人。2010 年 4 月 29 日以子宫平滑肌肉瘤并多发转移 8 个月初诊。2009 年 8 月确诊子宫平滑肌肉瘤并多发转移（颈椎、双肺、腹腔、盆腔及脊柱转移），7 次住院，先后行化疗及 C_2 转移瘤病灶清除＋椎弓根内固定术。

刻诊：形体瘦弱，面色无华，少气懒言，肝区、胸部、腰脊等多处疼痛，头晕，眠差，二便正常，舌红，苔薄黄，脉数。

近期 CT 示：①两肺多发转移瘤，与前片（2009 年 10 月 21 日）比较，稍有增大。②L₁ 椎体骨转移瘤。③胆道多发结石。④左肝小囊肿。

盆腔 MRI 示：子宫阙如，膀胱与直肠间见多个软组织肿块，较大约 3.3cm×3.2cm 及约 3.2cm×2.1cm，肿块紧邻膀胱右后壁，膀胱结构完整；左侧腹股沟及髂血管旁淋巴结肿大；盆腔少量积液。

综观全局，病情凶险，正虚邪实，肺伤骨损，肝胆瘀滞，心火上炎，血虚受风，唯脾胃尚健，存一分生机。治当补气血，抗癌毒，壮筋骨，疏肝胆，泻心火，止疼痛。

处方：

红参 12 克	当归 12 克	川芎 12 克	海浮石 30 克
白英 30 克	骨碎补 30 克	杜仲 12 克	姜黄 12 克
金钱草 30 克	鸡内金 15 克	黄连 8 克	葛根 30 克
独活 12 克	防风 10 克	九节茶 30 克	延胡索 20 克
威灵仙 20 克	土鳖虫 10 克	天麻 12 克	

10 剂，每日 1 剂，水煎服。并配服复方斑蝥胶囊。

2010 年 8 月 19 日第七诊：前后用上方 70 剂，疼痛减轻，效果满意。后继用上方加桑寄生 12 克，石楠藤 30 克，益智仁 12 克，配服金龙胶囊。

2011 年 5 月 26 日第三十二诊：持近日复查结果，CT 示：①两肺多发转移瘤，与前片（2009 年 10 月 21 日）比较变化不大。②胆道多发结石。③左肝转移瘤（1.4cm）？盆腔 MRI 示：子宫阙如，原膀胱与直肠间见多个软组织肿块影消失；膀胱结构完整；原左侧腹股沟及髂血管旁淋巴结明显缩小（与 2010 年 3 月 11 日比较）；盆腔少量积液。

颈椎 MRI 示：C₁～C₃ 椎体内见金属内固定影，未见明确新发软组织肿块影。峰回路转，转危为安，症状消失，神色如常。岂仅患者之喜，医者也难掩自豪之情。

2015 年 5 月 9 日，患者仍前来复诊，但情景已如常人。

卵巢癌

西安患者侯女士，65岁，2014年10月1日初诊：卵巢癌（Ⅰb期）手术后5个月，化疗6个疗程。身疼，肝功异常，转氨酶升高，铁蛋白：330ng/mL，CT可见左肺下叶磨玻璃结节，指甲黑，纳可，眠时差，二便可，舌红脉数。

方用治疗肝癌的基本方软肝利胆汤疏肝保肝，合治疗卵巢癌的基本方海茜汤加减补肝肾软坚散结，肃清残毒。

处方：

柴胡1袋	黄芩1袋	法半夏1袋	红参1袋
醋鳖甲1袋	牡蛎1袋	白术1袋	茯苓1袋
土茯苓1袋	姜黄1袋	白英2袋	黄芩2袋
海螵蛸1袋	茜草1袋	垂盆草1袋	炒栀子1袋
甘草1袋			

30剂，每日1剂冲服。

2014年11月3日第二诊：身疼减轻，铁蛋白：20μg/L，转氨酶：44U/L，舌暗红脉弦。上方不变，60剂。

随后患者每3个月来复诊1次，每次开药80剂，其间每3个月去医院全面复查1次，各项指标正常，患者自诉各方面无不适，行如常人。至2015年12月底共服药310剂。

2016年1月1日第六诊：双肾盂扩展积液，心悸胸闷，眠差，舌淡红，苔薄，脉数。

现在肾积水成为主要问题，在前方基础上合瓜蒌瞿麦丸及蒲黄滑石散加减：

柴胡1袋	黄芩1袋	法半夏1袋	牡蛎1袋
白术1袋	茯苓1袋	土茯苓1袋	姜黄1袋

白英 2 袋	黄芪 1 袋	海螵蛸 1 袋	茜草 1 袋
天花粉 1 袋	甘草 1 袋	瓜蒌 1 袋	瞿麦 2 袋
蒲黄 1 袋	滑石 1 袋	黄连 2 袋	薤白 1 袋
肉桂 1 袋			

30 剂，每日 1 剂冲服。

再次复诊时肾积水已消，病情稳定，守方治疗。至 2018 年 4 月底，持续治疗 3 年 7 个月，共服药 1045 剂。

2018 年 5 月 7 日西安市中医院第十七诊：近日做 CT、B 超、血液等各项检查，均正常。精神气色尚可，失眠，多汗，腿软，舌暗红，脉数。失眠堪虑，宿疾难忘。

方用黄连阿胶汤合海茜汤加味，既不离基本病机，又解决现症的失眠、腿软。

处方：

黄连 3 袋	肉桂 1 袋	阿胶 1 袋	白芍 2 袋
杜仲 1 袋	海浮石 2 袋	白英 2 袋	麦冬 2 袋
蜜百合 2 袋	五味子 1 袋	龙骨 1 袋	煅牡蛎 1 袋
海螵蛸 1 袋	茜草 1 袋	醋鳖甲 2 袋	知母 1 袋
盐黄柏 1 袋	菊花 1 袋	地黄 2 袋	

80 剂颗粒剂，每日 1 剂冲服。

按语：抗癌是个持久战，军民一家如医患。攘外安内无定法，三军过后尽开颜。

卵巢癌腹水

2021 年 1 月 13 日，接到西安某医馆陈老板短信，请我为他老师的老伴，64 岁徐女士网诊治疗卵巢癌腹水。我首先建议面诊，但疫情等原因不方便去深圳，只能视频网诊。考虑到未手术，血性腹水，有腹盆腔大量积液，较大前后径 120mm，盆腔有 136mm×146mm 强弱不等回声肿块，双侧胸腔积液，除腹胀外，饮食、大便正常，视其舌红苔薄，行动自如。

辨病：癥瘕；臌胀。

辨证：湿热瘀滞，水道不通，血水互结，正虚邪实。

选方：自拟葶苈泽漆汤合麻黄连翘赤小豆汤合海茜汤加味。

处方：

泽漆 60 克	葶苈子 30 克	大枣 60 克	麻黄 12 克
连翘 15 克	赤小豆 30 克	茯苓 30 克	薏苡仁 30 克
山药 30 克	土茯苓 30 克	海螵蛸 30 克	茜草 12 克
独活 15 克	人参 12 克	黄芪 20 克	当归 12 克

7 剂，水煎服，日 1 剂。

2021 年 1 月 28 日谓服完 7 剂，效果明显。问有无忌口，答曰：无忌口。可继服原方 14 剂。

2021 年 2 月 9 日反馈："原定继续喝 14 剂王教授的泽漆方子，未完成，主要可能是患者还是阴虚体质，喝药后口里起泡，嘴角烂，晚上睡眠也不好，便秘，舌苔白，厚厚一层，甚至心率也快一些，故一共喝了 14 剂，还差 7 剂（原定计划是总共要喝 21 剂），想请问王教授是能否增加几味药使上述情况改善。

第二件事是患者一直做化疗（第 4 个疗程），肿瘤是缩小了，但无限制化疗对身体也是伤害很大，请问王教授能否不化疗不动手术，通过喝中药把肿瘤化掉。"我答曰："对于这类疾病，我不反对化疗。"

我常说：放疗化疗不为错，都是过度惹的祸。确实受不了化疗，也不勉强，中医就是积极有效的治疗。对于恶性胸水取效不易，巩固也难，这些症状不一定或者说不是中药的副作用。阴虚水停我特重视，这次着意解决，且考虑到阴虚水停确实存在，乃在原方基础上加栀子 12 克，麦冬 50 克，百合 50 克，滑石 20 克。

2021 年 3 月 3 日收到其家属短信："王教授好，非常感谢您 30 剂药将腹水消除了。现在患者正在进行第 5 次化疗，我先把最近的 CT 诊断和验血单发给您看一下。""最开始在北京的北医三院（我们是北京人）查出肿瘤，北医 8 月 19 日的 CT 结果，肿瘤是 14.4cm×11.9cm，最近的 CT 结果是 12.0cm×11.8cm。

从确诊经过 6 个月，其中有 1 个月没治疗，有两个月长沙中医误诊后腹水很多，还危及生命，到医院抢救后，因打白蛋白，肿瘤一度达到 19.5cm×14.5cm，后经正确的中西医治疗，才到现 12.0cm×11.8cm。患者最近一次 CA125 只有 23U/mL 了，比正常的 35 界线还要低。

西医担心患者用靶向药可能会引起'栓塞'，现患者基础指标血凝六项提示纤维蛋白原指标偏高。"建议原方加水蛭 10 克。

家属后问："原方子因百合 50 克熬后溶在药中，药太浓，患者喝了就吐，改在早餐熬的药粥中使用效果好，是否妥，请示之。"我答：可以和方中山药、赤小豆一起煮粥当餐，就能减少服药负担。

按语： 葶苈泽漆汤是我在经方泽漆汤和葶苈大枣泻肺汤基础上自拟的治疗恶性胸水的验方。近来再看《神农本草经》，泽漆不是肺癌胸水的专药，倒是治疗"大腹水肿"颇引人注目，甚至有踏破铁鞋无觅处、得来全不费工夫的感觉。

麻黄利水、治癥瘕积聚，也是《神农本草经》的教诲。而用麻黄连翘赤小豆汤则还有泻毒热于下、防止肝转移导致黄疸的治未病之意。海茜汤是《内经》十三方中治疗血枯病的，我看这就是妇科恶性肿瘤病，用在这里就是辨病论治了。谋事在我，成事在天。

肾癌

田先生，80 岁，辽宁人。尿血起病，左肾盂癌 1 年，于 2019 年 7 月 18 日初诊于北京超岱中医诊所。

刻诊：形体消瘦，眼袋明显，饮食睡眠可，小便带血，左下肢水肿。

右肾肿块 5.2cm×3.2cm，左肾肿块 4.9cm×3.0cm，右肾囊肿，曾服用中药治疗。尿隐血、蛋白 3 个加号长期不消。高血压病史。饮食睡眠可，大便正常。舌红苔黄厚，脉滑数。

辨病：积聚；血尿。

辨证：血瘀水停，燥湿相混，气不摄血。

治法：化瘀行水，养阴凉血，消积散结，益气摄血。

方选：瓜蒌瞿麦丸和蒲灰散加减。

处方：

天花粉 30 克	瞿麦 30 克	蒲黄 12 克	滑石 15 克
白茅根 30 克	防己 12 克	知母 12 克	苍术 12 克
厚朴 15 克	陈皮 12 克	槐花 12 克	连翘 15 克
土贝母 15 克	人参 12 克	黄芪 30 克	山药 15 克
茯苓 30 克	土茯苓 30 克		

30 剂，日 1 剂，水煎 2 次服。

2019 年 8 月 23 日微信："王教授您好：我是辽宁葫芦岛的患者家属，7 月份在北京的超岱中医所找您看的病，我父亲 1 年前查出患肾盂癌，1 年来都是不定期出现尿血情况，但每次都只是 1 天只尿血 1 次。

从昨天开始，老人每次小便都是血尿，今早我父亲仍在尿血，上午做个 CT 平扫，报告单我给您发过去。今天 CT 检查的片子看，1 年来肿瘤增长了。您抽出宝贵时间，看看现在服用什么药才能止住尿血？"回复："我的原方加栀子 12 克，黄柏 12 克，黄芩 12 克，小蓟 30 克，藕节炭 20 克。"

2019 年 10 月 25 日微信："我父亲最近二十余天一直尿血，您看在药方中需要加哪些药吗？"乃标本兼治，改寄上医仁家颗粒剂：

处方：

藕节炭 20 克	蒲黄炭 15 克	生蒲黄 15 克	地榆炭 20 克
炒槐花 30 克	仙鹤草 50 克	小蓟 30 克	生地黄 50 克
滑石 12 克	天花粉 30 克	阿胶 12 克	泽泻 12 克
茯苓 18 克	猪苓 15 克	白术 12 克	栀子 12 克
白术 15 克	人参 12 克	黄芪 30 克	当归 12 克

生甘草 15 克

20 剂，冲服，水煎 2 次服。

2020 年 3 月 12 日微信："我父亲从 3 月 10 开始打嗝，到现在还没有好转，您能给开个方吗？"

取滑石代赭汤和半夏泻心汤意。

处方：

枳实 20 克	竹茹 15 克	代赭石 15 克	旋覆花 15 克
百合 60 克	地黄 60 克	滑石 15 克	西洋参 15 克
姜半夏 15 克	黄连 9 克	生姜 15 克	栀子 12 克
白芍 30 克	甘草 12 克		

2020 年 8 月 4 日微信："我父亲得益于您的诊治，病情得到很大程度的改善，非常非常感谢您！我父亲的眼角总是发炎，用了一些眼科的外用药，效果一般。我还想请您给出个方，治疗他的眼疾。"嘱：上方加龙胆草 9 克，菊花 20 克，木贼 12 克，决明子 12 克。

2020 年 8 月 9 日微信："……我父亲在您的诊治下，身体有了很大的好转；3 月份他突然不停地打嗝，去医院开了好几种药，四五天了也不见好，晚上都睡不着觉，我求助您后，按您开的药方，一剂即见效，当天晚上就不打嗝了；我父亲的结膜炎也是两年前开始犯病，去医院开的外用眼药水，还在医院洗眼，但多次反复，非常影响日常生活，实在没办法，又求助于您，按您加的中药，在不用眼药水的情况下两天就见好！真是太感谢您啦！"

2020 年 9 月 7 日微信："王教授：非常非常感谢您，我父亲服用一剂药就不尿血了！您太厉害了，我想让我父亲服用 10 天，再继续服用原来的药方，行吗？感恩您精湛的医术！"效不更方。

2021 年 1 月 17 日微信："我父亲是 2018 年 9 月开始服用您开的药，去年 6 月 CT 检查，肿瘤大小较 2018 年小了接近一半，已经 4 个月没有尿血了，真是非常非常感谢您！"

2021 年 3 月 21 日微信："半个月前，我父亲感到腰沉、有下坠感（腰不疼不痛），坐着起来时费劲，腹胀、食量减少，这一冬天没有出去遛弯儿，最近才开始每天出去 1 次。我给他买的奥美拉唑，服用后腹胀感减轻，但饭量没有恢复到原来那样。

从去年 9 月中旬到今年 3 月中旬，一直没有尿血，只有 3 月 14 日尿血一天，然后就没有尿血。"考虑肾精亏虚，湿热下注，乃回复：再加龟甲 20克，百合 20 克，砂仁 10 克。

2021 年 4 月 12 日微信："上一周我带父亲去医院 CT 检查，左肾的肿瘤变小了，但发现膀胱里出现了占位，大小约 2 厘米。恳请您对左肾和膀胱两处肿瘤给予诊治。"

处方：

百合 50 克	滑石 20 克	生地黄 50 克	苦参 12 克
土茯苓 30 克	白芍 30 克	玄参 20 克	天花粉 20 克
黄柏 12 克	牛膝 12 克	虎杖 12 克	白蒺藜 12 克
水蛭 9 克	虻虫 6 克	大黄 9 克	桃仁 12 克
茯苓 30 克	薏苡仁 30 克	猪苓 15 克	瞿麦 20 克
山药 20 克	当归 12 克	泽漆 50 克	葶苈子 30 克
大枣 30 克			

2021 年 4 月 20 日微信："我父亲服用新的药方已经 3 天了。前些日子有过 2 次呕吐，都是饭后不长时间，呕吐中有吃的食物；这几天呕吐的是黏液，呕吐的时间饭后多时。我也不知道他呕吐的黏液是胃里的还是肺积液，您看还需要吃些什么药吗？"

改处方：

百合 50 克	滑石 20 克	生地黄 50 克	苦参 12 克
土茯苓 30 克	白芍 30 克	玄参 20 克	天花粉 20 克
黄柏 12 克	牛膝 12 克	虎杖 12 克	白蒺藜 12 克
水蛭 6 克	大黄 9 克	桃仁 12 克	茯苓 30 克
薏苡仁 30 克	猪苓 15 克	瞿麦 20 克	山药 20 克
当归 12 克	泽漆 50 克	葶苈子 30 克	大枣 30 克
生姜 15 克	陈皮 30 克	竹茹 15 克	

2021 年 4 月 29 日微信："王教授：您好！感谢您对我父亲的诊治，我父亲于 26 日在睡眠中去世，老人没有痛苦，成全了我的孝心。我很庆幸遇

到您，再一次感谢您的高超医德、医术！以后我还会请您给予帮助。"我只能以"节哀顺变"回复。

按语：网诊作为适应现代需求的诊疗形式，确实有不可代替之处。看病，网诊是可以做到的。问诊的资料也很详尽。这也为我们的医案提供了无可辩驳和怀疑的影像证据。但也有不足，本案我就没有预料到结局来得这么快。值得一提的是，患者的儿子每一次都超给诊费，多有表扬，这是我应该道谢的。

肾癌术后肺转移

黄女士，58岁，广东珠海人。2015年9月9日于柳州市中医院求诊。

2011年6月行右肾癌切除术，2型糖尿病。2014年9月5日发现肺转移，2015年8月28日CT示双肺多发转移，最大结节25mm×31mm×25mm，较1年前增大。咳嗽1个月，乏力，失眠，进行性体重下降，时有短气，舌红，苔白，脉沉。以肺痿燥湿相混辨，海白冬合汤加减。

处方：

海浮石30克	白花蛇舌草30克	麦冬15克	百合12克
杏仁12克	瓜蒌15克	党参12克	桔梗10克
甘草10克	苦参10克	百部12克	矮地茶30克
瓦楞子30克	山药15克	首乌藤30克	茯神20克
炒枣仁12克	干姜9克	细辛3克	五味子12克
琥珀6克	黄连6克	黄芪30克	苍术12克
玄参12克	仙鹤草40克		

130剂，日1剂，水冲服。

2016年3月20日第四诊：已服上方130剂，10日前CT复查，双肺结节最大2mm×3mm×13mm，精神形色良好，偶因感冒咳嗽，睡眠好，右肩背痛，右手不能上举过头，血糖正常。上方加姜黄 12 克，防风 12 克。60 剂冲服。西黄胶囊 20 盒。穴位外贴膏药。

郭朝虎按：看到患者双肺结节从 2015 年 8 月 28 日 25mm×31mm× 25mm，到今天 2mm×3mm×13mm。如此大的变化，为纯中医能有这样好疗效深感欣慰，这进一步坚定我们用纯中医抗癌的信心。事实胜于雄辩，实实在在的疗效证明：很多不能取效的方案，只是未能掌握核心技术，并不是中医不能治疗癌症。癌症当前，中医大有可为！

王老师方案中，既有滋阴润燥的麦冬、百合、瓜蒌、山药，也有海浮石软坚散结。苦参、苍术燥湿，也有干姜、细辛辛温通肺阳，白花蛇舌草、黄连清热解毒，黄芪、五味子、仙鹤草益气敛气收精，全方体现了燥湿相混的致病理论，用药上润燥祛湿同用，寒热并用，扶正祛邪同步进行，处处注意扶益患者正气的思想。对待复杂的癌症病理机制，不能以简单对复杂，而要细致入微，看到病机中的细枝末节，有针对性地给予反击，才能切中肯綮。

整个处方用药虽多，但思路清晰，条理清楚，逻辑严密，既体现着经方的辨证思想，也有王老师 40 年临床，专业抗癌经验的精妙发挥。对于我们如何学习经方，应用经方有深刻的启发：燥湿相混，寒热并用，扶正为先。

（王三虎教授学生整理）

前列腺癌骨转移

刘先生，75 岁，天津市人。2019 年 9 月 18 日初诊于北京超岱中医研究院。2019 年 11 月 24 日同地点复诊。

前列腺癌术后 5 年，骨转移 1 年，腰椎、胸椎压缩，放疗 36 次，骨转移多次治疗。初诊的独活寄生汤加味（习以为常，从略）已服药 60 剂。饭香，血压正常，原先每天服 1 片硝苯地平，现已停药。大便已畅通，每天

2～3次，不再需要服通便药。腿软好转，血尿劳累则发。劳累或沉睡时漏尿改善。舌暗红，苔厚腻，脉沉滑。

病属癃闭，证系肝肾亏虚，气血不足，风寒入中，筋骨受损，血水不利，燥湿相混，气化不行。当以补肝肾，益气血，壮筋骨，祛风寒，活血止血，化气利湿为法。以独活寄生汤、蒲黄滑石散、滋肾通关丸为主。

处方：

独活 12 克	桑寄生 12 克	秦艽 12 克	防风 12 克
细辛 3 克	川芎 12 克	当归 12 克	熟地黄 30 克
白芍 12 克	肉桂 10 克	茯苓 12 克	杜仲 15 克
怀牛膝 15 克	人参 12 克	炙甘草 10 克	黄芪 30 克
小蓟 30 克	白茅根 30 克	蒲黄 12 克	滑石 10 克
黄柏 10 克	知母 12 克	苦参 12 克	菟丝子 10 克

30 剂，日 1 剂，水煎服。

2019 年 12 月 24 日微信："王教授：您好！我是刘某，在您这里已经服用了 3 个月的中药啦。谢谢您对我疾病的精心诊治。下面把我服药后的情况向您介绍如下。

一，通过服用您开的中药，服药期间不用再服苯磺酸氨氯地平片，血压基本正常了。

二，吃药后不用再服芪蓉润肠、通便口服液，大便比以前通畅了。

三，在服药期间，肉眼没发现尿中有血尿现象。

四，漏尿感觉比以前次数减少了。

五，腰部疼痛比以前减轻了，腿走路感觉有点劲了。

另外就是解大便时，早晨解的时候有时会费劲。再有像我这样的情况，服中药需要多长时间，春节时能停几天吗？"

视其舌暗红，苔黄厚腻，乃中气亏虚、湿邪下注之象，嘱加党参 20 克，苍术 12 克，30 剂。春节期间可少吃几剂。

按语：本案是我"风邪入里成瘤说"在泌尿生殖系肿瘤的具体体现。血压正常了，大便通畅了，这是不战而屈人之兵啊！我在高兴之余，几年来一些意外获效的临床观察结果，滚滚而来，反思良多。

高血压需要长期服药，是没抓住"风"这个主因？老年便秘难治，是不重视"风秘"的辨病论治？还真是"一把钥匙开一把锁"。一通百通，一解百解，不了了之。古圣先贤之言，还真能应验。

输尿管癌

张女士，78岁。西安市人。发热3个月，先冷后热，高达40℃。住院后行左输尿管癌微创术2个月。术后发热，不冷，物理降温、消炎等不退，发热在39℃，于2016年除夕日专诊，舌红苔少，脉弦数。

处方：

柴胡20克	黄芩12克	半夏12克	生石膏50克
知母15克	红参12克	生姜15克	大枣30克
甘草12克	玄参15克	青蒿15克	鳖甲30克
生地黄30克	牡丹皮12克	败酱草60克	栀子15克
白薇20克			

7剂，水煎服，日1剂。

当天虽服药呕吐，但热退明显。3天体温正常。2017年2月20日、24日各取3剂。1剂分2天喝。

2017年3月3日复诊：面黄，乏力，食可，切口时跳痛，无压痛。舌红，少苔，脉弱。上方去石膏、知母、青蒿，减败酱草为30克，加马鞭草20克，益母草30克，延胡索15克，当归12克，黄芪30克。4剂。

2017年11月初，张女士还在西安天颐堂中医院找我调治。精神状态良好，调和阴阳，以平为期。

本例初诊以高热不退为主，不恶寒，故无太阳证。舌红苔少、脉弦数乃阳明少阳证的依据。但从辨病来看，癌症绝对已成年累月，何况病程日久，阴液耗伤都在必然之中，所以小柴胡汤和白虎汤、青蒿鳖甲汤三方并用，符合病情的复杂态势。

加玄参、白薇增强滋阴退热之力，取败酱草、栀子清湿热、利水道乃使药引达病所，给邪以出路之意。理法方药，以理为先。理通则方药随之。

复诊热既退，石膏、知母、青蒿，已无必要。减败酱草恐苦寒伤胃。加马鞭草、益母草利水活血，也有引药之意。延胡索止痛，当归、黄芪补气血，以资持久战之需。还以小柴胡汤为主方者，输尿管是三焦的直接体现，疏理三焦，通调水道，乃小柴胡汤的主要功能之一。鳖甲、玄参滋阴软坚，生地黄、牡丹皮凉血解毒，以防灰中有火，也不可小觑。

结肠癌

王某，女，67岁。西安市人。

主诉：结肠癌术后4月余。

患者2005年12月在西京医院行结肠癌切除术，化疗1次，因副作用太大而停用。2006年4月3日初诊，面色无华，自述乏力腰酸，久站后腰痛，大便每日2次，舌红，苔薄，脉弱。

病系脏毒，证属脾肾两虚，大肠湿热毒邪未尽。治宜补脾益肾，清大肠湿热。方选四君子汤合三物黄芩汤。

处方：

红参10克	白术12克	茯苓12克	杜仲12克
生地黄20克	黄芩12克	苦参12克	

每日1剂，颗粒冲服。

每月1～2诊，基本以上方予服，药效和缓，自觉药证相符。

2007年7月6日，自觉夜半心悸，目干，大便干，头晕，舌红苔薄，右脉弦，左脉沉。证属心脉失养，肝肾亏虚。方选炙甘草汤加味。

处方：

炙甘草10克	党参15克	桂枝10克	麦冬12克

生地黄 30 克　　　火麻仁 15 克　　　菊花 10 克　　　　女贞子 12 克

白芍 12 克　　　　桑椹 12 克　　　　黄芩 10 克

每日 1 剂，颗粒冲服。

每月 1 诊，约 15 剂，偶在上方基础上加当归、防风治疗手指僵硬、片姜黄、羌活治疗肩痛。2008 年 11 月 3 日改为初诊方。

2009 年 5 月 1 日就诊：生活如常人，未有不适，仍原方继续，以防复发。

2011 年 4 月 1 日就诊：生活如常人，未有不适，改原方为中药颗粒剂各 1 袋，30 剂，冲服。

按语： 辨病论治和辨证论治结合才是中医的长处。结肠癌属中医的脏毒病，虽经手术，大肠湿热毒邪未尽，就是在辨病前提下对疾病基本病机的认识。

三物黄芩汤出自《备急千金要方·卷第三》，由黄芩、苦参、干地黄三味药组成。功能清热泻火，燥湿凉血。

该方以黄芩为君药，黄芩善清湿热，又能清血热、虚热，一药三用，唯黄芩能当此任，《神农本草经》论黄芩，首言"主诸热"，一语道尽机宜。生地黄助黄芩清血热，苦参助黄芩清湿热，生地黄减少了苦参的苦燥之性，苦参减少了生地黄的腻滞性，配伍精练，药少效宏。是临床治疗结肠癌、直肠癌的基本方。

结肠癌术后

覃女士，47 岁。2012 年 3 月行右半结肠癌切除术。因下肢静脉血栓未能化疗，经我在广西的第一个研究生介绍，求中医治疗。面色淡，右下肢肿痛青紫。舌红苔白，脉数。

病属脏毒，证系大肠热毒未尽，阴虚湿热，瘀血内阻。法当清热毒，利湿热，养阴液，化瘀血。

方选三物黄芩汤加味。

处方：

生地黄 15 克	黄芩 12 克	苦参 12 克	败酱草 30 克
蒲公英 30 克	白花蛇舌草 40 克	木香 10 克	黄连 10 克
牡丹皮 12 克	水蛭 12 克	牛膝 15 克	桃仁 12 克
益母草 30 克			

7 剂，水煎服，日 1 剂。

其人前后来诊 200 余次，坚持用上方加减，偶配合安替可胶囊。2016 年 6 月 29 日复诊，几如常人。说明了抓主要病机，守主方，坚持用药，就可达到预防复发转移的目的。

按语：我当天上午门诊 97 个患者。该女士来得早，病例也典型，所以乘兴而写，简略太过。只想说明三物黄芩汤确实是大肠癌的效方。

随即在"厚朴中医"发布后，网友"微友山外山"谓："王三虎这个结肠癌医案持保留意见。不认同。太多苦寒药，守住这个方，不知道患者有几个胃？"

我做了解答："江山易改，本性难移。就我个人经验，有十几年用三物黄芩汤治疗结直肠癌者。虽体质未见改变，但防止转移复发的目的达到了。我的'寒热胶结致癌论'，是我长于寒热并用的旁证。但确有些患者，证候及辨证未变，我们还是要重证据啊。正是因为这个病例特殊，我才写出来。以示常中有变。太多的常规病例就不劳大家审视了。不知大家以为然否？"

结果出人意料，微友山外山主动加我私聊，介绍北京患者找我看云云。真是不打不相识啊。

厚朴按：三物黄芩汤是王老师治疗大肠癌、结肠癌较常用的处方，也是最能体现王老师燥湿相混致癌论思想的一个处方。生地黄清热养阴，黄芩、苦参清热燥湿。蒲公英、败酱草、白花蛇舌草清热解毒，木香、黄连清热理气止痛，其余药活血。整个处方思路都是经方思路。慢性病有方有守，这是典型案例之一。

结肠癌肺转移

David，69 岁，男，美国人。2020 年 3 月 10 日初次网诊。

主诉：确诊升结肠腺癌（T3N0M0）26 个月，肺转移 20 个月。

现病史：化疗中。伴见逐渐加重之乏力，走路艰难，肛周疼痛，手足麻木。

刻诊：疲劳无力，行走艰难，肛门处装的胶管每天都有感染的液体流出（清澈状），有时肛门处红肿导致坐行刺痛，左脚不能负重，行走疼痛，呼吸时有时有异响，化疗引起手脚麻木无太多知觉，超过半小时才能入睡，头晕，指甲容易破脆，不吃含糖的食物。小便突然有尿意，而且马上要去，完全不能忍。大便干结，每天都吃 2 片通便片近 2 年了，中途曾增量。夜汗多，盖很少被子都这样，白天怕冷。

舌暗红，中裂，舌中部苔薄黄。

既往史：高血压、高胆固醇病史、胆结石、脾部血管瘤、直肠周围有脓肿和瘘管。

辨病：脏毒，肠痈，肺痿。

辨证：大肠湿热郁结，毒邪犯肺，阴液亏虚，阳气下陷。

治法：补气养阴，清利湿热，升阳举陷，解毒抗癌。

方选：三物黄芩汤、白头翁汤加减。

处方：

人参 10 克	黄芪 30 克	生地黄 30 克	苦参 10 克
黄芩 10 克	土茯苓 30 克	葛根 20 克	黄连 10 克
甘草 10 克	防风 10 克	白头翁 15 克	马齿苋 30 克
槐花 15 克	木香 10 克		

14 剂，水煎服，每日 1 剂。

2020 年 4 月 22 日二诊：续断服药 14 剂，症状已经有改善，最明显的是患者可以出去散步了，体力有改善。阳气略有康复，晚上盗汗减轻。深呼吸时肺中有响声。肛周疼痛或灼痛，影响精力、情绪和睡眠。手、脚还是没有太多知觉，之前曾经好一些。有恶寒症状，夜间出汗。有时头晕头痛，有时手足冷无力，感觉手足沉。鼻内流水多，清澈透明色，也是化疗的副作用之一。

以前喜欢喝冷饮，现在在改喝常温的，食欲不好，喜欢偏咸的食物，多吃一点就腹胀。每天早晚各吃 1 片通便丸，大便基本通畅，大便完后精力感觉被用了很多，会很累，大便成形，棕色，比较臭，基本 1 天 1 次，量比较多。尿急，小便颜色清，气味比较重。睡眠时好时坏，多时候睡得可以，有时睡不好，平均每晚 2 次小便。情绪容易烦躁，精神、气力不好，记忆力不好，性功能正常。平躺放松，偶有胸疼，腹部按压有痛点，有时一两个，有时有好几个，痛点不固定，腹部松软。舌苔黄厚，舌质暗红。

辨病：脏毒，肠痈，肺痿。

辨证：大肠寒热胶结，燥湿相混，毒邪犯肺。

治法：补气养阴，清利湿热，宣肺散寒，升阳举陷。

方选：三物黄芩汤、白头翁汤、薏苡附子败酱散、射干麻黄汤加减。

处方：

薏苡仁 30 克	制附子 10 克	败酱草 30 克	射干 12 克
麻黄 12 克	人参 10 克	黄芪 30 克	生地黄 30 克
苦参 10 克	黄芩 10 克	土茯苓 30 克	葛根 20 克
黄连 10 克	甘草 10 克	防风 10 克	白头翁 15 克
马齿苋 30 克	槐花 15 克	木香 10 克	

15 剂，水煎服，每日 1 剂。

2020 年 7 月 15 日三诊：续断服用二诊方剂 15 剂，每 3 天才能服完 1 剂中药，患者症状改善，体力增加，目前可以在户外活动，用剪草机剪草。7 月 15 日 CT 检查，左肺的肿瘤比右肺大 2cm，左肾上部有一个血管瘤 1.4cm×1.5cm×1.9cm（2018 年 CT 检查 1.1cm×1.4cm×1.7cm），脾区可见 1cm 的血管瘤，医生认为病症稳定，暂时不化疗，等 3 个月以后再查。

患者睡眠有些改善，精神上好一些，肛周脓肿缩小，手术换了一个小一些的导管，坐行疼痛感减轻，自我感觉没那么不舒服了。

化疗副作用导致的手、脚的神经末梢还是没有太多知觉，手指有时感觉痛，目前在服用 Gabapentin 300mg，1 日 3 次。自汗症状减少，没有夜汗了，这几个月只有一次在办公室身体发冷。每晚头晕，无头痛，手脚无力，鼻水多，基本清澈透明色，这个问题改善不明显。

上周有次咳黄痰，食欲不太好，有很多喜欢的东西不能吃，比如喜欢甜食，每天早晚各吃 1 片通便丸，大便大部分通畅，有时会不畅；小便一直通畅，大便较软，棕黑色，比较臭，基本频率是 2 天 1 次，量比较多，大部分时间小便颜色清，量一般，要小便时无前兆，且不能忍，要马上去，有时小便的气味重。

睡眠比以前好，但觉得特别想睡。是瞌睡多还是睡不着？大多时候睡得可以，有时睡不好，平均每晚 1 次小便，现在麻黄和射干各加了 0.5 克；如果各加到 2 克，晚上要小便 2～3 次。容易烦躁，有时睡不好；精神、气力、记忆力一般，无胸疼，腹部按压有痛点，无硬块，腹部软。

辨病：脏毒，肠痈，肺痿。

辨病：大肠寒热胶结，燥湿相混，毒邪犯肺。

治法：补气养阴，清利湿热，宣肺散寒，升阳举陷。

方药：上方去附子，加栀子 12 克。

按语：四诊合参当然不错，但在有些情况下，望诊、问诊也能提供很重要的信息。尤其是西医学诊断明确的前提下。这也就是我经常说的辨病条件下的辨证。这个辨病，既有西医学的病，也有中医的传统病名。本文病情的叙述，完全引用美国同行的原话，或许更显具体和详细。

结肠癌肝转移

郭先生，63 岁。2022 年 8 月 25 日西安益群中医门诊部特需门诊初诊。

主诉：食欲不振，浑身乏力，食后胃胀，大便不畅两三个月。

确诊结肠腺癌肝转移，要求中医治疗。

刻诊：形体消瘦，面色无华，食减四分之三，睡眠可。舌淡苔薄，脉弦细。既往无高血压糖尿病史。

辨病：脏毒积聚，证系大肠热毒，寒热胶结，正虚邪实，肝郁脾虚，气血凝滞。

用方：三物黄芩汤、薏苡附子败酱散、槐角丸、小柴胡汤、四君子汤。

治法：解毒散邪，疏肝健脾，凉血活血，理气散结，寒热并用，扶正祛邪。

处方：

生地黄 20 克	黄芩 12 克	苦参 12 克	薏苡仁 30 克
附子 15 克	败酱草 30 克	人参 15 克	白术 12 克
茯苓 12 克	山药 15 克	柴胡 12 克	鸡内金 30 克
厚朴 15 克	枳实 15 克	蜈蚣 2 条	椿皮 30 克
槐花 20 克	防风 10 克	当归 10 克	甘草 10 克

10 剂，每日 1 剂，水煎分两次服。

2022 年 9 月 4 日复诊：自述效果十分明显（这也是本文的动因），能吃能睡，浑身有劲，腹不胀满，体重增加 1 公斤。偶有胃酸，排便意识很差，大便不净。视其面黄形瘦，舌苔薄，脉沉弦。上方加瓦楞子 20 克，26 剂。

2022 年 10 月 2 日益群堂第三诊：大便畅通，饮食正常，偶肝区痛，舌淡，苔白，脉弱。AFP 5.66ng/mL，CEA 17ng/mL，尤其令患者女儿高兴的是，CA199 由当初的 4000U/mL 以上，降到 433U/mL。效不更方，30 剂。

按语：门诊病例虽然简单，也基本能抓住主症。病机辨证，似乎繁杂，实在是辨病的结果，不一定都能从病历中体现，其中就有"非常道"的体悟与经验。选方用药，也不是常规"辨证论治"那样规范对整，但这样数方合用，决不可以杂凑视之。疗效才是硬道理。

网评问答:

来自黑龙江"厚德载物":"这样写病历恐怕欠妥,写了几行字,一下就诊断………其实内者皆知,外者蒙眼,绝对先有的西医诊断,不要一派胡言。"

来自陕西渭水东流:"莫名诘责!无知者莫名其妙的诘责,忘其愚陋,强称明能,言虚道实,指火称痰,亦孰知其无责而漫言乎,坐令他旁迎合,酿成末流,良足悼矣!

赠王三虎医师:

治病不怕奔波难,万水千山只等闲。

长江黄河腾细浪,神州大地走泥丸。

妙手回春千家暖,莫名诘责令人寒。

更喜患者传佳音,三诊更后尽开颜!"

来自云南"雄关漫道":"半夏泻心汤和薏苡附子败酱散就可以了吧,从脉诊和症状,应该没有那么热,而且寒凉的药伤脾胃。"答曰:"具体寒热多少可否交给我第一线指战员斟酌?"回曰:"不用斟酌了,辨病论治,直接套方就好。"答曰:"量呢?你不是害怕伤脾胃吗?"回曰:"你又不接受反驳,我都说了,直接套用这个三物黄芩汤……不需要辨证,辨病就可以了,你又何必问量呢?"答曰:"我不是和你讨论吗?看来你还真有运筹帷幄指挥若定的'大将风度'"。

来自"中医调理郭":"湿热蕴结于大肠,癌毒久之,已显营热之证候,王师用附子薏苡败酱散、三物黄芩之类,肝病则用肝药,柴胡之辈,而肠风下血用槐角丸之类,然大便不爽本人以为可用桃核承气,大黄、芒硝通腑泄热、软坚散结之功更盛,有人以为苦寒伤正,不知去邪即为扶正之大法。经曰:有病病受药,无病人受之,寒热错杂则寒热并用,何虑之有?王师唯恐伤正,故以四君子扶之,可谓用心良苦。昭然若揭。"

来自江苏"乌头赤石脂丸":"这病还是个开端,就发文,有点哗众取宠,离起效远着呢!"答曰:"是吗?什么是'起效'?你不觉得思路更重要吗?十年、八年、五年的病例少吗?看完这500篇原创文章再批评不迟。或者,把你更好效果的案例教我最好。"

来自陕西的"苑继承"："既是肠癌肝转移，治疗后，症状有改善，肠癌、肝癌的有什么变化？"答曰：初战顺利，容后再禀！再答曰：2022年10月2日益群堂第三诊，大便畅通，饮食正常，偶肝区痛，舌淡，苔白，脉弱。AFP 5.66ng/mL，CEA 17ng/mL，尤其令患者女儿高兴的是，CA199由当初的4000U/mL以上，降到433U/mL。

来自浙江"毛铭锐"："能吃饭，能睡觉，能排便，精力充沛，这是健康最重要的指标，而不是单独指标正常。所以王老师开的方是很有效的。"

直肠癌

病案1

任某，女，46岁。北京人。2019年10月18日就诊于山东淄博矿总医院。

主诉：腹胀、大便不畅、便血3个月。

刻诊：腹胀，肠鸣，大便可，面色萎黄，神疲乏力，偶有心悸，舌淡胖，苔薄白，脉沉。

既往史：45岁停经。

辨病：脏毒、肠痈。

辨证：大肠热毒，气不摄血。

治法：补气摄血，清热解毒，凉血止血。

选方：归脾汤、薏苡附子败酱散与大黄牡丹汤加味。

处方：

黄芪30克	生姜12克	大枣30克	人参15克
薏苡仁30克	附片10克	败酱草30克	大黄10克
牡丹皮12克	桃仁12克	冬瓜子30克	党参15克
槐花30克	地榆30克	仙鹤草50克	荆芥10克

防风 10 克	蛤壳 30 克	厚朴 15 克	枳壳 15 克
白术 12 克	当归 15 克	茯苓 15 克	远志 6 克
龙眼肉 15 克	炒酸枣仁 30 克	木香 10 克	

14 剂，每日 1 剂，水煎服。

建议患者尽快明确诊断。

2019 年 10 月 28 日活检：直肠腺癌。2019 年 11 月 18 日 MR 诊断：直肠中段管壁不规则增厚，考虑直肠癌可能，伴周围癌结节形成，病变下缘距肛缘约 7.5cm，病变长约 6.0cm，系膜内可见多发肿大淋巴结，CRM（-）。

2020 年 6 月 10 日网诊："这是最近的检查报告，病灶比上次缩小了，盆腔的转移也完全消失了。

盆腔 MR 诊断：直肠局部管壁不均匀增厚，病变上缘距肛缘＞7cm，病变长度约 4.2cm，符合直肠癌改变，局部结节样突向浆膜外、未突破浆膜层，盆腔未见明显肿大淋巴结。去年 9 月检查，盆腔还有大量的转移结节。

目前，她的症状主要是大便次数多，每次量不大，也不成形；有那么一两天掉头发多，但还算在较为正常的范围内，也有一些白头发了，以前几乎没有；现在还是虚弱，一吃饭、一运动就出汗；前些时间发生眩晕、湿疹，现在没了，但血压是正常的；另外，腹部还是比较大，像啤酒肚，以前也有，但没有现在这么大。

体重增加了几斤吧。最近两周，病灶的位置有点疼，往下坠得厉害。还有一个痔核。去年 10 月 18 日去淄博看的，吃了 14 剂药就没有再吃。一直通过锻炼、足穴治疗。目前看来这个方向还是对的。只是，她的大便一直不太正常，好一天，坏两天。吃饭还可以，胃口也不错。用王大夫的药期间，大便是正常的。"视其面色红润，舌淡红，苔薄。

气血渐复，癌毒仍在，辨病用药，正当其时。三物黄芩汤、白头翁汤、薏苡附子败酱散加味。

处方：

地黄 30 克	黄芩 15 克	苦参 12 克	刺猬皮 12 克
木香 10 克	黄连 10 克	白头翁 20 克	黄柏 12 克
秦皮 12 克	人参 12 克	黄芪 15 克	升麻 10 克

| 白芍 12 克 | 炙甘草 15 克 | 败酱草 30 克 | 薏苡仁 30 克 |
| 附片 3 克 | 地榆 30 克 | 槐花 15 克 | 防风 10 克 |

2020 年 6 月 24 日晚接到微信："王大夫您好，我爱人最近的症状如下：①不像前些天老是大出汗了，肛门和病灶位置不像前几天那么疼了（几乎无感）。②放屁多（一天十来个）。③便黑，大便次数一天六七次，比以前少一点。④拍起来肚子还有点震得疼。⑤脸色比以前好看了。⑥身上起了一些包。⑦肛门拉得有点疼。"我回信：继续原方。

按语：对于古籍中的病症病名，我们还需反复斟酌其实质。比如以往认为《金匮要略》的肠痈是阑尾炎，而我提出就是大肠癌。《伤寒论》中治疗"热利下重"的白头翁汤证以往认为是"热毒痢""细菌性痢疾"，而我认为应该包括"大肠癌"的初期证型。这在本案中均得以体现。可见理论能够指导实践，也须在实践中接受检验。

病案 2

白女士，83 岁，北京人。2020 年 10 月 15 日初诊。

主诉：便血 1 年，发热 6 个月，皮肤红斑。

现病史：患者于 2019 年 3 月出现全身皮肤红斑伴瘙痒，夜晚加重，遂到北京中医药大学东直门医院皮肤科就诊，该院医师根据皮肤症状和化验结果，诊断为："红斑狼疮"，给予中药治疗。服药期间出现大便稀，2 个月后出现大便带血，严重时曾有过"喷血"。自行停药后，大便仍不成形，便血减少，但时有下坠感，或者憋不住出现拉裤子。一直未做特殊治疗。

2020 年 2 月出现发热，体温波动在 37.8 ～ 39.0℃之间，因疫情影响不敢就医，发热 7 天后自服退热片、连花清瘟颗粒，仍间断发热，持续到 3 月 9 日，出现体重减轻，食欲不佳，消瘦。家人带其到中日友好医院就诊，肠镜：直肠癌，距肛门口约 7cm；肠镜病理：直肠腺癌。因患者年龄偏大，保肛手术比较困难，也不愿手术。在该院行 4 个疗程化疗，静脉药物不详，口服药为希罗达。

因其女儿在瑞士听过讲课，2020 年 10 月 15 日来北京三溪堂中医诊所求诊。

刻诊：时有发热，最高 39.0℃，可自行退热，皮肤瘙痒，口干，不喜饮水，胸闷，乏力，胃中寒凉，左侧牙痛，有时大便失控，大便不畅，时有便血。舌质红，舌苔花剥，脉细数。

辨病：直肠癌、肠风脏毒。

辨证：风入大肠，湿热成毒，气阴两伤，寒热胶结。

治法：祛风解毒，清理湿热，益气养阴，凉血止血，温阳止血。

选方：三物黄芩汤合理中汤加减。

处方：

生地黄 60 克	黄芩 12 克	苦参 12 克	防风 15 克
枳实 30 克	白芷 12 克	细辛 6 克	石膏 30 克
干姜 12 克	人参 12 克	生白术 12 克	茯苓 12 克
甘草 10 克	柴胡 12 克	地榆 30 克	炒槐花 20 克
天花粉 20 克	肉桂 9 克	荆芥 15 克	

26 剂，日 1 剂，水煎 400mL，分早晚服。

2020 年 11 月 15 日复诊：食欲较前改善，自觉体力较前好转，大便坚，排便不畅。2020 年 10 月 28 日 MRI 提示：较 2020 年 7 月 7 日病灶缩小，大部分纤维化，骶前、宫颈后结节明显缩小。患者诉皮肤瘙痒上身减轻。

刻诊：舌下静脉迂曲，右脉弦数，上方加大黄牡丹皮汤继续治疗。

处方：

生地黄 60 克	黄芩 12 克	苦参 12 克	防风 15 克
枳实 30 克	石膏 30 克	干姜 6 克	人参 12 克
生白术 12 克	甘草 10 克	柴胡 12 克	生地榆 30 克
炒槐花 20 克	天花粉 20 克	肉桂 9 克	荆芥 15 克
枳壳 30 克	赤芍 50 克	大黄 12 克	牡丹皮 15 克
桃仁 20 克	芒硝 10 克	薤白 15 克	全瓜蒌 30 克
炒冬瓜仁 30 克			

26 剂，日 1 剂，水煎服。

2021 年 3 月 15 日三诊：患者诉 2021 年 1 月 2 日在中日友好医院行 PET-CT 检查，提示：肿瘤明显缩小，周围转移淋巴结消失，化疗后部分代谢缓解。遂于 2021 年 2 月 23 日在该院手术切除，手术顺利，术后病理：未见癌细胞。

目前症状：大便 7 日未解，有便意，但解不出，胃脘、少腹及后腰部怕凉，喜用电热毯保暖，舌质红，苔黄，脉沉。施方大黄牡丹皮汤加肉苁蓉、制附子温阳通便。

处方：

生地黄 60 克	黄芩 12 克	苦参 12 克	人参 12 克
生白术 12 克	甘草 10 克	枳壳 30 克	大黄 12 克
牡丹皮 15 克	桃仁 20 克	肉苁蓉 30 克	制黑附子 10 克

28 剂，水煎服，日 1 剂。

按语： 进京赶考近两年，还算能蒙混过关。该患者诊断明确，为保肛先化疗加中药，结果天遂人愿不说，癌细胞也无踪影。加上以往的成功案例，积少成多，莫非皇天佑我！难能可贵的是连续几次的 PET-CT 检查就呈现出病灶渐次缩小乃至消失之象，标志着疗效的逐步显现。最后的活检不是空穴来风，真实可靠（影像检查资料见 2021 年 3 月 29 日"王三虎"公众号）。

直肠癌肺转移

我这个人不按常理出牌，写的医案也不"四平八稳""和蔼可亲"，但绝对真实。今日收微信曰："王教授您好，我是长春的，2016 年 7 月 1 号去西安找您看病的患者的丈夫，患者女，39 岁，患直肠癌肺转移，不知道您还记得不？当时您给开了 30 天的药，患者吃到第 3 天就感觉很舒服，呼吸憋闷感减轻不少，丝丝的疼痛感也减轻了，您的药真是太神奇了，现在就是偶尔还咳嗽，还有就是很冒昧跟您咨询一下，因为我爱人毕竟是直肠癌肺转移晚期，您开的药方我也在网上查询过，两种汤剂患者反响非常好，但抗癌药物很少，对中医学我是门外汉，所以冒昧咨询您一下什么时候能加上抗癌药物？咱这个药方还需要调整几次？药方我也一并转给您，8月1号我们再去西安看您，您再给我爱人号号脉，辛苦了王教授！祝安康！"

我当即回曰："好人脸上写字了？哪个药不是抗癌药？网上的抗癌药有效还要千里迢迢找我吗？"其后即回曰："您说得对，我也是过于着急了，这几天我爱人的脸色还真的红润多了，谢谢您王教授。"

我的话实在不足效仿，但原方可展示：颗粒剂：

海浮石 2 袋	白英 2 袋	麦冬 2 袋	百合 1 袋
姜半夏 1 袋	杏仁 1 袋	红参 2 袋	瓜蒌 2 袋
射干 1 袋	陈皮 1 袋	炙甘草 1 袋	猫爪草 2 袋
煅瓦楞 2 袋	炮山甲 1 袋	苦参 1 袋	生地黄 1 袋
黄芩 1 袋	生姜 2 袋		

每日 1 剂，冲服。

按语：该患者 2017 年 5 月初还到西安市找我复诊，貌似常人，无明显不适，守方再进。

造釉细胞瘤术后

许老太，63 岁。2016 年 6 月 5 日西安市益群堂国医馆初诊。

主诉：右胫骨造釉细胞瘤术后 2 月余，右下肢水肿，隐痛，右膝关节疼痛，腰痛，偶咳，白黏痰，胸闷，气喘，便秘腹泻不定，耳鸣耳聋，视物不清，舌红淡胖，苔白，脉数。

证属肝肾亏虚，风寒入中，癌毒蚀骨，血水不利。

法当补肝肾，壮筋骨，祛风寒，活血利水。

方选独活寄生汤加味：

独活 12 克	桑寄生 12 克	秦艽 12 克	菊花 12 克

骨碎补 12 克	知母 12 克	黄芩 12 克	龟甲 15 克
牛膝 30 克	杜仲 12 克	紫菀 12 克	款冬花 12 克
瓜蒌 30 克	防己 12 克	黄芪 30 克	地骨皮 12 克
土鳖虫 10 克	自然铜 30 克	水蛭 12 克	泽兰 15 克
猪苓 15 克	车前草 12 克	平盖灵芝 6 克	

25 剂，日 1 剂，水煎服。

其儿媳通过微信，告诉我患者服药后大便溏，乃至腹泻，我回答这是排毒的一种反应，药方中没有让大便的药，继续用药。其后也就是 6 月 18 日到 21 日，4 天时间我因在柳州举办《王三虎经方抗癌讲习班》，每天连续讲授 8 小时，没时间上网和接电话。

结果 21 日晚看到心情急躁措辞严厉的短信："老太太每日腹泻多次，食欲受到影响，你若不及时回信，后果自负。"我当即解释缘由，并建议尽快住院治疗。

2016 年 7 月 3 日复诊：言右下肢水肿减轻，但服药腹泻，停药后又肿，耳鸣减轻，头晕，牙痛，右膝、踝关节疼痛，口干多饮，舌淡胖，苔白，脉滑。

药已对症，因还有 10 剂药未服，乃于上方加葛根 30 克，黄连 3 克，20 剂。陪人问可否先取几剂，我说不行，只能听我的。她说害怕服药后又腹泻。我恍然大悟，似曾相识，就开玩笑地指着她说："威胁我的人是你，就是你。"她说"停你药后另找别人，腹泻倒是没有，但腿又肿得不行，所以才来看你，想来你大人大量。"我说："这样的话，我还真得另开处方。"

处方：

车前草 30 克	怀牛膝 15 克	独活 12 克	茯苓 15 克
猪苓 18 克	葛根 30 克	苍术 12 克	桑寄生 12 克
防风 12 克	细辛 3 克	山楂 12 克	生麦芽 12 克
黄连 6 克	桂枝 15 克	徐长卿 20 克	

7 剂，日 1 剂，水煎服。

按语：服药后腹泻，对于我这个十几年南来北往、双城工作的医生来说，太常见，也太多注意了。首先，我发现，栀子、白芍、石膏用量大的话容易引起腹泻，《伤寒论》第81条："凡用栀子汤，病人旧微溏者，不可与服之。"第280条："太阴为病，脉弱，其人续自便利，设当行大黄芍药者，宜减之，以其人胃气弱，易动故也。"

而麻子仁丸治疗的便秘，虽明言"胃强脾弱"，但因无泻胃之药而差强人意。所以，我反其道而行之，常用这几味药达到治疗便秘的目的，有腹泻倾向者就特别留意。

我女儿王欢说她自从听了我这样的论述，（有意无意用了我的思路和方法）所管的患者中几乎没有苦恼于便秘者。其次，《伤寒论》第278条："至七八日，虽暴烦下利日十余行，必自止，以脾家实，腐秽当去故也。"也使我茅塞顿开，不然怎么也解释不了明明没有通便药却腹泻如注，原来是脾气回复，运行有力，排毒外出啊。第三，也就是今天（2016年7月9日），我看到《孔氏医案》（山东科学技术出版社1988年第1版），有"经络之风，提之可从皮毛出，脏腑之风，驱之可从大便出"之语，方才知道本案服药腹泻是风从大便出的表现。

当医生要宠辱不惊，但受宠不惊易，而受辱不惊难。患者及其家属的不当言论，我们除了冷静对待，尽量解释，别无选择。

急性淋巴细胞白血病

有些人和事，一辈子都不会忘记。今天来诊的疏姓男孩就是几年前虎头虎脑的有点像我且经常来看病而被牵挂的。2009年7月9日以皮下出血点被确诊为急性淋巴细胞白血病开始化疗，两个月后找我门诊治疗过。至2014年7月8日已化疗12次，骨髓仍呈未缓解象，再次就诊。以"咽痛、咳嗽、面黄、乏力"为主诉，舌淡胖，苔黄厚，脉弱。辨为脾虚肾伤，肺有痰热，恶性胸腺瘤。

以三伏贴温肾阳，四君子汤加味补脾气，利咽清热化痰。

处方（农本方颗粒剂）：

党参 10 克	白术 10 克	茯苓 10 克	炙甘草 6 克
桔梗 10 克	牛蒡子 10 克	岗梅根 10 克	黄芩 10 克
板蓝根 12 克	金银花 24 克		

5 剂，每日 1 剂，温水冲服。

上方服用 30 余剂，三伏贴贴 6 次，停药 20 天，面疖、咳嗽、腹泻、食欲正常，舌红苔黄厚，脉滑数，痰热又盛，热毒未尽。乃用四君子汤和小陷胸汤补脾益气，宣肺化痰，清热解毒。

处方（农本方颗粒剂）：

党参 10 克	白术 10 克	茯苓 10 克	炙甘草 6 克
黄连 9 克	半夏 12 克	瓜蒌皮 12 克	白花蛇舌草 30 克
半枝莲 20 克	葛根 5 剂		

每日 1 剂，温水冲服。

上方依证化裁，至 2015 年 3 月 9 日，前后来诊 32 次，2015 年 8 月 26 日骨穿结果："形态学考虑急淋骨髓基本缓解。"遂停诊。

2016 年 7 月 9 日因准备三伏贴，再次来诊，形色神态如常，1 年多来未再用药。发病至今 6 年，病情未见复发，家人详述病情，非常满意。

今在做三伏贴的基础上，考虑到面色偏黄，右耳下几年前就有的淋巴结还未消，右扁桃体偏大，舌淡脉弱，仍当补益后天，疏利少阳，兼化痰散结，四君子汤和小柴胡汤加味。

处方（农本方颗粒剂）：

党参 10 克	白术 10 克	茯苓 10 克	炙甘草 6 克
柴胡 10 克	黄芩 10 克	半夏 10 克	桔梗 10 克
马齿苋 20 克	瓦楞子 15 克	猫爪草 10 克	

5 剂，每日 1 剂，温水冲服。

按语：白血病是热毒从咽喉直入骨髓的伤血动血顽疾。化疗以毒攻毒，功不可没，但伤正弊端未可避免。本例从辨病角度，结合辨证，从扶正健脾入手，不忘热毒未尽，利咽清肺，化痰解毒，散少阳风火依次展开，达到了剿灭余毒、扶助正气、恢复健康、预防复发的目的。

淋巴瘤

患者沈先生，59 岁，山东临沂人，2019 年 2 月 20 日初诊于淄博市第四人民医院王三虎教授经方抗癌工作室。

2018 年 6 月无意中发现左颈部肿物，约花生米大小，渐增大、增多。

2019 年 1 月 23 日至临沂市肿瘤医院就诊，行颈部淋巴结活检。

2019 年 1 月 29 日病理：左颈部淋巴结，结合形态学及免疫组化，考虑滤泡性淋巴瘤Ⅱ级。CD20（＋），Ki-67 约 70%（＋）。

2019 年 2 月 2 日骨髓穿刺：骨髓中可检及极少量 Kappa 星限制性表达的成熟 B 淋巴细胞，占有核细胞的 1.15%，CD10 阳性，结合临床，符合滤泡性淋巴瘤侵犯骨髓。患者未行放化疗等治疗。

刻诊：时有头晕，无其他不适症状，舌淡，苔白，脉缓。

查体：左颈部可触及多个肿大淋巴结，融合成块，大者约 2cm×1.5cm，质韧，局部皮色发红。

辨病：马刀夹瘿。

辨证：痰热成毒，壅塞少阳。

治法：清理少阳，化痰解毒散结。

选方：小柴胡汤加味。

处方：

北柴胡 12 克	黄芩 12 克	姜半夏 24 克	党参 12 克
生姜 10 克	甘草 10 克	大枣 30 克	猫爪草 15 克
山慈菇 15 克	浙贝母 15 克	蛤壳 15 克	瓦楞子 30 克
夏枯草 20 克	醋鳖甲 30 克	牡蛎 20 克	皂角刺 15 克

颗粒剂 30 剂，1 日 1 剂，分 2 次冲服。

2019 年 3 月 20 日二诊：无明显头晕，感觉左颈部肿块有所增大，但较前分散，舌暗红苔薄，脉沉滑。药虽对证，病有增进，惯性使然，增兵再进。猫爪草、浙贝母、夏枯草加量至各 30 克，并取木防己汤之意，加石膏 60 克清热泻火散结。

2019 年 4 月 20 日三诊：左侧颈部肿块明显缩小、变软，肿大淋巴结减少，触摸大者仍有 2cm×1.5cm 左右。近 4 月体重增加 2kg。效不更方，继续服药。

2019 年 6 月 19 日第四诊：其间一直服用上方，左颈部皮肤发红，原融合肿块触摸已不明显，可触及 2 个小结节。后半夜口渴，舌红苔薄黄，边齿痕脉沉滑。守方继续用药。

2019 年 9 月 20 日因头痛就诊，为右侧跳痛，已查颅脑 MRI 示少许缺血灶；脑动脉轻度硬化。左侧颈部肿块明显缩小，勉强可触及，已小于 1cm。舌体右偏，咽腭弓右侧明显大于左侧，无肢体活动不利，无口眼㖞斜，口唇紫暗，舌淡，苔白，边有齿痕，脉弦滑。仍用上方，去山慈菇，加蜈蚣 4 克、全蝎 12 克祛风，又加蜂房 15 克通窍止痛。

后患者头痛缓解，又因血压高就诊，末次就诊日期为 2019 年 12 月 17 日，左侧颈部肿块仍小于 1cm，仍在原方基础上调整：

北柴胡 12 克	黄芩 12 克	姜半夏 24 克	党参 12 克
生姜 1 克	甘草 10 克	大枣 30 克	猫爪草 30 克
浙贝母 30 克	蛤壳 30 克	煅瓦楞子 30 克	夏枯草 30 克
醋鳖甲 30 克	煅牡蛎 20 克	皂角刺 5 克	石膏 60 克
蜈蚣 4 克	全蝎 12 克	蜂房 15 克	升麻 30 克
荆芥 12 克	前胡 12 克	漏芦 12 克	

按语：我提出"肿瘤可从六经论治"的观点，小柴胡汤就是治疗少阳经最常见的淋巴瘤的基本方。这个患者坚持就诊的近一年时间中，病情明显减轻，肿块得以控制。可喜的是，2021 年 7 月 25 日刘小超医师电话随访，虽然因疫情未再面诊，但患者一直服用上方，左侧颈部肿块已基本消失，查彩超示小于 1cm。头痛未再发作，舌体右偏也明显减轻。患者反复追问王三

虎教授何时来诊，感激之情溢于言表！

（刘小超　整理）

非霍奇金淋巴瘤

莫先生，男，37 岁。2007 年 4 月 12 日初诊。主诉"患非柯杰金淋巴瘤 1 年半"，化疗后。失眠，声如洪钟。舌边尖红，苔薄，脉弦。复查未见复发转移。病属失荣，证系血中热毒未尽。以犀角地黄汤为主，凉血泄热，土贝母、半夏、夏枯草、猫爪草、玄参、生牡蛎、鳖甲化痰散结以防余痰结滞，柴胡、黄芩解郁清热。

处方：

水牛角 30 克	生地黄 30 克	牡丹皮 12 克	赤芍 12 克
土贝母 15 克	半夏 15 克	夏枯草 30 克	猫爪草 15 克
玄参 12 克	生牡蛎 30 克	鳖甲 30 克	柴胡 12 克
黄芩 12 克			

15 剂，水煎服，日 1 剂。

此病此法此方，属我临床多用，本无书写之必要。2016 年 1 月 23 日，莫先生领其子找我来看颈淋巴结肿大，主动拿出当年病历。告诉我，此方服百余剂后，火热下撤。其后，略觉不适，则服上方数剂，即觉舒畅，至今未见复发。

观其舌，淡红而中有裂纹。嘱实热体质，火热虽熄，灰中有火，阴液已伤。仍服上方至要。虽然不敢说单纯中药（也没必要，因为化疗可愈 50%）能治愈恶性淋巴瘤，但在防止复发上功不可没，患者懂得。

恶性淋巴瘤

病案 1

黄某，女，45 岁，广西柳州市人。因"鼻塞 1 年余"于 2004 年 9 月 21 日在广西柳州市工人医院诊断为非霍奇金淋巴瘤，住院行放化疗后于 2005 年 7 月 14 日来我科门诊求诊。

就诊时见：声低气怯，乏力软困，鼻腔有分泌物，嗜睡，头晕，饮食可，舌苔花剥，脉滑数。

诊断：非霍奇金淋巴瘤。

辨证：患者放化疗后，正气不足，气虚痰凝，有化热迹象。

法当补气化痰，兼以清热。

方用二陈汤合六君子汤合泽泻汤。

半夏 12 克	陈皮 10 克	茯苓 15 克	炙甘草 6 克
红参 8 克	白术 12 克	木香 5 克	砂仁 5 克
泽泻 20 克	黄精 12 克	黄芪 30 克	薏苡仁 30 克
木棉花 12 克	鱼腥草 30 克	黄芩 12 克	夏枯草 15 克
藿香 12 克	佩兰 12 克	滑石 12 克	苍术 10 克
天麻 12 克	枸杞子 12 克		

4 剂，日 1 剂，水煎服。

2005 年 11 月 29 日十诊：服上方 57 剂，病情稳定，其间复查白细胞 $4.6 \times 10^9/L$。

刻诊：鼻中燥热，入夜左鼻腔不通，睡眠差，鼻衄，舌苔厚腻，花剥苔，脉细。

辨证：阴虚血热，血溢脉外。

当养阴清热，凉血止血。

药用：

茜草 20 克	仙鹤草 30 克	白茅根 30 克	藿香 10 克
胆南星 10 克	黄芩 12 克	辛夷 10 克	鱼腥草 30 克
薄荷 12 克	白芷 10 克	半枝莲 30 克	野菊花 12 克
连翘 15 克	天花粉 12 克	全瓜蒌 20 克	桑白皮 10 克
黄连 6 克			

4 剂，水煎服，日 1 剂。

2006 年 10 月 27 日二十六诊：自觉热气，口干，头胀，乏困，有鼻窦炎病史，睡眠差，舌苔花剥，脉细。

辨证：气分热盛，正虚痰热。

药用：

生石膏 30 克	知母 10 克	山药 10 克	甘草 6 克
夏枯草 20 克	玄参 12 克	半夏 12 克	土贝母 15 克
党参 12 克	全瓜蒌 20 克	野菊花 12 克	薄荷 10 克
黄芪 30 克	夜交藤 30 克	当归 10 克	

7 剂，水煎服，日 1 剂。

2006 年 12 月 16 日第二十九诊：服上药 19 剂，症状减轻，其间复查 1 次，未见复发迹象。有时左腿酸胀，乏力，仍有鼻中热气。舌苔花剥，脉细。

辨证：病程日久，正气不足，肝肾亏虚。

当补肝肾，养阴清热。

药用：

杜仲 12 克	龟甲 12 克	熟地黄 30 克	山萸肉 15 克
山药 15 克	牡丹皮 10 克	茯苓 10 克	泽泻 10 克
知母 12 克	黄柏 12 克	狗脊 15 克	骨碎补 30 克
薄荷 10 克	辛夷 10 克	黄芩 12 克	生石膏 30 克
黄芪 30 克	红参 12 克	麦冬 12 克	五味子 12 克

8 剂，水煎服，日 1 剂。

2008 年 11 月 27 日第五十诊：近两年来断续服用上方，其间据病情适当加减，患者症状好转，已无明显不适。今日体检，B 超示：双颈部及腋窝实质性肿块，符合重大淋巴结声像图。无明显不适，舌红，苔薄，脉弦。

患者正气已恢复，目前当化痰散结、清热抗癌为主。

药用：

夏枯草 20 克	猫爪草 20 克	玄参 12 克	生牡蛎 30 克
瓦楞子 30 克	海蛤壳粉 30 克	半夏 12 克	三棱 12 克
莪术 12 克	土贝母 15 克	浙贝母 12 克	红参 10 克
黄连 6 克	瓜蒌壳 20 克	虎杖 12 克	积雪草 20 克
菟丝子 12 克	黄芩 12 克		

7 剂，水煎服，日 1 剂。同时配合平消片 0.23g×7 片口服，每日 3 次。

2009 年 5 月 24 日第六十二诊：其间复查血常规（-），彩超：颈部重大淋巴结较前缩小。患者精神良好，无明显不适，坚持定期前来取药。随诊至今，病情好转，未发现转移迹象。

2015 年 4 月底，住院复查，仍未有转移复发。

病案 2

蓝某，男，26 岁，学生，广西柳州市人。因"皮肤斑疹 1 个月"于 2005 年 11 月 14 日来柳州市中医院肿瘤科门诊就诊。患者自述 14 个月前发现颈部一无痛性肿块，于柳州市肿瘤医院诊断为霍奇金淋巴瘤（淋巴细胞为主型Ⅳ期），并进行系统放化疗。1 个月前皮肤出现斑疹，在外院皮肤科治疗未效。

刻诊：身体肥胖，肢体粗壮，面红，四肢皮肤散在红色斑疹，无痛痒，乏力，气喘，口干，舌红，苔厚，脉沉数。

查体：颈部可触及肿大淋巴结，胸部 CT 纵隔淋巴结肿大。

诊断：霍奇金淋巴瘤放化疗后复发。

中医诊断：失荣。

辨证：实热体质，放化疗后，热盛入血，血热成毒。

治法：凉血清热解毒。

处方：犀角地黄汤加减。

方药：

水牛角 30 克	生地黄 30 克	牡丹皮 12 克	赤芍 12 克

夏枯草 15 克	连翘 15 克	生石膏 30 克	知母 12 克
败酱草 30 克	地榆 30 克	茜草 30 克	龟甲 15 克
鳖甲 30 克	紫草 15 克		

4 剂，水煎服，日 1 剂。

复诊自述皮肤斑疹消退大半，后适当加减，坚持 1 个月后皮肤斑疹完全消退。

2006 年 4 月 27 日第十一诊：体重减轻，无明显不适，复查胸部 CT 未见明显异常，舌红，苔根厚，脉弦。血中热毒虽减，痰浊成为主要矛盾，上方减败酱草、地榆、茜草、龟甲，加半夏 15 克，土茯苓 20 克，拳参 12 克，15 剂，水煎服，每日 1 剂。

2006 年 8 月 12 日第二十诊：无明显不适，气色好，浅表淋巴结未触及。舌淡红，苔薄，脉细。患者热毒渐退，气虚渐显，当以益气健脾、化痰散结为法。

药用：

党参 15 克	白术 12 克	茯苓 12 克	炙甘草 6 克
土贝母 15 克	浙贝 15 克	玄参 15 克	丹参 30 克
鳖甲 30 克	生牡蛎 30 克		

15 剂，水煎服，日 1 剂。

2006 年 11 月 23 日第二十四诊：中药治疗已 1 年，复查胸部 CT，颅脑磁共振均未见异常。自觉无明显不适，面赤，唇舌色红，舌红脉数。实热体质，犹恐血中热毒未尽，灰中有火。仍以 2006 年 4 月 27 日方减土茯苓，继续凉血清热解毒治疗。15 剂，水煎服，每日 1 剂。

2010 年 2 月 25 日，第四十三诊：患者服药 4 年余，效果稳定，其间多次复查未见复发及转移迹象，仍以上方加减，间断服药，巩固疗效。

其后几年，忙于工作，未见复发，没有不适，总是家人代为取药。

病案 3

黄某，男，43 岁，广西来宾市人。因"右颈部肿块 2 年"在柳州市中医院诊断为非霍奇金淋巴瘤，行化疗后于 2005 年 3 月 10 日以"头晕、步态

恶性淋巴瘤

不稳"就诊。

刻诊：面色偏黄虚浮，行走不能成直线，步态不稳，头晕，记忆力减退，舌淡红，脉滑。

诊断：非霍奇金淋巴瘤化疗后。

中医诊断：眩晕。

证属肾精亏虚，肝风内动，气血不足，痰浊成毒，上蒙清窍。

治法：补肾填精，平肝息风，化痰解毒开窍，兼补气血。

方选六味地黄汤加减，药用：

熟地黄 30 克	山萸肉 15 克	牡丹皮 10 克	泽泻 10 克
茯苓 10 克	桑椹 15 克	天麻 12 克	龟甲 12 克
防风 10 克	蜈蚣 2 条	全蝎 6 克	壁虎 5 克
白僵蚕 10 克	白芍 15 克	石菖蒲 10 克	远志 6 克
红参 8 克	炙黄芪 40 克	当归 12 克	炙甘草 10 克

4 剂，水煎服，日 1 剂。

2005 年 7 月 21 日第九诊：共服上方 50 余剂，自诉眩晕减轻，体力明显好转，但走田埂时有晃动不稳感，腰痛，乏力，舌红，苔黄，脉弦。肝肾亏虚依然，且有化热之势，当补肝肾，清热祛风。

药用：

天麻 12 克	菊花 12 克	白芍 20 克	桑椹 20 克
龟甲 12 克	山萸肉 20 克	牡丹皮 12 克	钩藤 15 克
玄参 15 克	夏枯草 30 克	生地黄 30 克	黄芩 12 克
生龙骨 30 克	生牡蛎 30 克	炙黄芪 30 克	红参 6 克
当归 12 克			

10 剂，水煎服，日 1 剂。

2006 年 7 月 26 日二十三诊：坚持每月来诊，服上方 10～15 剂。刻诊：形体可，面黄，背欲靠，走路不稳，喉干，舌淡胖，苔花剥，脉细。阴虚为主，痰湿为次，仍以补肝肾祛风为主，兼养阴化痰，润燥兼施。

药用：

天麻 12 克	白芍 12 克	桑椹 12 克	熟地黄 30 克

杜仲 12 克	菊花 10 克	鳖甲 30 克	龟甲 12 克
猫爪草 15 克	生牡蛎 30 克	防风 6 克	黄芪 30 克
当归 12 克	川芎 12 克	夏枯草 30 克	生地黄 20 克
沙参 12 克	麦冬 12 克	天花粉 15 克	茯苓 30 克
猪苓 20 克			

10 剂，水煎服，日 1 剂。

2007 年 7 月 18 日第三十四诊：上述症状均减轻，其间多次复查，除胆固醇略高、轻度脂肪肝外，未见其他异常。偶有畏寒，晚间背痛，阴损及阳，上方加淫羊藿 15 克，菟丝子 12 克，肉桂 6 克，附片 6 克。10 剂，水煎服，每日 1 剂。

多种原因，应诊稀少。2015 年 4 月，在两兄弟搀扶下就诊，大势已去。

病案 4

杨某，女，36 岁，工人，广西三江县人。2005 年 11 月 24 日来我科就诊。

因"咳嗽、低热、消瘦 1 年"于 2005 年 5 月在广西医科大学一附院诊断为霍奇金淋巴瘤，化疗 9 个疗程，放疗两次。化疗第 4 次开始与放疗前后效果不明显。

诊见：面黄，咳嗽，痰黄，乏力，气喘，咽痛连胸，闭经，口干眠差，饮食、二便可，舌暗红，苔黄腻，脉弦数。

西医诊断：霍奇金淋巴瘤。

中医诊断：咳嗽。

辨证：少阳经气不利。肝气犯肺则咳嗽，咽痛连胸，口干，脉弦均为少阳经受邪之象。当清解少阳，止咳化痰。

药用：

柴胡 12 克	黄芩 12 克	半夏 18 克	胆南星 8 克
夏枯草 30 克	土贝母 20 克	山慈菇 15 克	三棱 12 克
莪术 12 克	穿山甲 12 克	鳖甲 30 克	生牡蛎 30 克
全瓜蒌 20 克	桔梗 10 克	牛蒡子 12 克	甘草 10 克
八月札 10 克	红参 10 克		

3 剂，水煎服，日 1 剂。

2006 年 5 月 19 日第八诊：服上方 20 余剂，胸痛减轻，仍有咳嗽气喘，兼胸闷喉痒，口干，舌苔白厚偏黄，舌质偏红有齿痕，脉弱。病情日久，肺肾两虚，痰浊壅肺，治法当补肺肾，化痰浊。

药用：

苏子 12 克	莱菔子 12 克	白芥子 12 克	射干 12 克
麦冬 12 克	天冬 12 克	桔梗 10 克	百合 12 克
甘草 10 克	玄参 12 克	山萸肉 12 克	熟地黄 20 克
瓜蒌壳 15 克	红参 12 克	蛤蚧 0.5 对	杏仁 15 克
苍术 10 克	淫羊藿 15 克	黄柏 10 克	薏苡仁 30 克
土茯苓 30 克	麻黄 8 克	生石膏 30 克	

4 剂，水煎服，日 1 剂。

2006 年 6 月 25 日第十五诊：服上方后咳喘基本消失，仍有胸闷痛，手麻，舌苔厚，脉沉。痰浊痹阻心胸，当以豁痰通阳为法。

方用瓜蒌薤白半夏汤加味：

瓜蒌 20 克	薤白 10 克	土贝母 15 克	半夏 20 克
薏苡仁 30 克	苍术 12 克	枳实 15 克	厚朴 15 克
海浮石 30 克	胆南星 8 克	浙贝 12 克	茯苓 30 克

4 剂，水煎服，日 1 剂。

2006 年 9 月 17 日第十八诊：其间化疗 1 疗程，胸痛减轻，胸口痒，易疲劳，舌边痛，舌红少苔，脉细。

气阴两虚之象渐显。

药用：

沙参 12 克	麦冬 12 克	石斛 12 克	鳖甲 30 克
全瓜蒌 30 克	半夏 12 克	丹参 30 克	赤芍 15 克
黄精 12 克	玄参 12 克	山楂 12 克	红参 10 克
黄芪 30 克	天花粉 15 克		

10 剂，水煎服，日 1 剂。

2007 年 6 月 3 日第三十四诊：间断服上方 50 余剂。其间曾患风热感冒，用桑菊饮加味治疗后痊愈。复查彩超示：腹股沟多发肿大淋巴结。患者胸痛症状明显减轻，体力恢复，无气喘，舌红，苔薄，脉弦。辨证为少阳经受邪，痰浊凝结成核。当清解少阳，化痰散结为法。

小柴胡汤加味：

柴胡 10 克	黄芩 12 克	半夏 12 克	连翘 20 克
夏枯草 30 克	玄参 12 克	猫爪草 15 克	浙贝 12 克
全蝎 6 克	蜈蚣 2 条	红参 6 克	生地黄 20 克
牡丹皮 12 克	赤芍 12 克	海浮石 30 克	生牡蛎 30 克
土贝母 15 克	山慈菇 15 克	甘草 6 克	

5 剂，水煎服，日 1 剂。

2009 年 7 月 31 日第三十八诊：2009 年 4 月行腹股沟淋巴结活检示：反应性增生。坚持服用上方至今，其间复查未见复发及转移迹象。

按语：恶性淋巴瘤包括霍奇金淋巴瘤和非霍奇金淋巴瘤，属于《内经》的失荣、《金匮要略》的马刀夹瘿，乃所愿不随，火毒内生，炼津成痰，或劳累过度，脾虚痰泛。化疗约半数可以治愈。我们应该站在医生的立场上，先选化疗。无效或后遗问题，中医责无旁贷，也可以说功不可没。

（本文原始资料由研究生刘小超整理）

软骨母细胞瘤

林某，男，15 岁，广西来宾市人。2005 年 8 月 13 日初诊。

右肩关节疼痛 1 年余，右肱骨头软骨母细胞瘤复发，第 2 次手术后 1 个月。患者于 2004 年 9 月在广西壮族自治区人民医院确诊右肱骨头软骨母细胞瘤，2004 年 11 月手术切除，2005 年 7 月复发，即行第 2 次手术。

刻诊：面黄，右肩手术切口处肿痛，自觉右肩有热感，饮食可，二便调，睡中易醒，舌尖红，脉细。

中医诊断：骨瘤。

辨证：血中热毒入骨，内因肝肾不足。

治法：凉血清热解毒，补益肝肾壮骨。

方选犀角地黄汤加味：

水牛角 20 克	生地黄 30 克	牡丹皮 10 克	赤芍 10 克
虎杖 10 克	竹叶 6 克	当归 12 克	自然铜 20 克
骨碎补 15 克	熟地黄 20 克	龟甲 12 克	续断 15 克
杜仲 10 克	姜黄 15 克	桑枝 20 克	土鳖虫 10 克

30 剂，日 1 剂，水煎服。

2006 年 2 月 19 日第六诊：服药平顺，后以上方略有增减，再服药 100 剂。自觉乏力，右肩疼痛，2006 年 1 月 23 日 X 片复查有可疑点，舌红苔黄，脉弦细。热毒深藏，气虚已现，酌情加补气及引经药，方用：

水牛角 20 克	生地黄 20 克	牡丹皮 10 克	赤芍 12 克
姜黄 12 克	桑枝 30 克	土鳖虫 10 克	自然铜 30 克
骨碎补 20 克	当归 12 克	炙黄芪 30 克	乌贼骨 12 克
防风 10 克	羌活 10 克		

20 剂，日 1 剂，水煎服。

2007 年 4 月 21 日第十六诊：坚持每月来诊，方药大同小异。2007 年 2 月 6 日在广西壮族自治区人民医院 X 线片复查："原右肱骨上端软骨母细胞瘤术后，局部所植骨片未见坏死现象，生长良好，未见病灶复发迹象。"

刻诊：无明显不适，舌尖红，苔薄黄，脉弦。2006 年 2 月 19 日方 30 剂，日 1 剂，水煎服。

2007 年 6 月 10 日十七诊：病史同前，背生疖疮，舌红，苔薄，脉滑。上方加黄连 4 克，黄芩 12 克。20 剂，日 1 剂，水煎服。

按语：软骨母细胞瘤是比较少见的恶性疾病，术后容易复发。该患者在复发并行第 2 次手术后求中医诊治。关键是抓住了"血中热毒入骨，内因肝肾不足"的病机，以犀角地黄汤凉血清热解毒，自然铜、骨碎补、熟地黄、龟甲、续断、杜仲等补肝肾壮骨，姜黄、桑枝、土鳖虫引药达病所，又善于守方，符合恶性肿瘤热毒入骨的实际。坚持用药近 2 年，达到了防止复发，生长新骨的目的。

癌症腹痛

2015 年 3 月初，西安一老太剧烈腹痛求诊，近几年有尿道鳞癌、宫颈癌病史。

诊之面色青滞，表情痛苦，脐周腹痛肠鸣，遇凉加重，腹软未及肿块，自述大便有黏冻状物，舌暗脉弦。辨为气滞血瘀。病情危重，勉拟枳实芍药散 5 剂，告知家属随时准备住院。

方用：

枳实 20 克   白芍 30 克   赤芍 30 克   薏苡仁 30 克

制附片 12 克   败酱草 30 克   炙甘草 12 克   肉桂 10 克

花椒 10 克

家属要求开 7 剂。不料服药后腹痛大减，转危为安。4 月初复诊，自述服药后大便通畅，近来腹胀难忍，按之不胀痛，舌左边有豆大瘀斑，脉沉。上方加白术 12 克，当归 12 克，厚朴 12 克，水蛭 12 克。

按语： 经常听到有人对其他医生的评价是方子过大。药味多就一定不好吗？不一定。我就是从小方开始治病的。单味大黄治疗痰热眩晕，生硫黄治遗尿，泽泻汤治痰饮眩晕，玉屏风散预防感冒，苓桂术甘汤治疗肿胀等，不胜枚举。现在这样的例子就少了。此案乃经方枳实芍药散、薏苡附子败酱散、芍药甘草汤加味取效，复诊加白术取枳术丸之意，加水蛭取活血化瘀之意。张仲景谓："腹不满，其人言我满，为有瘀血。"不觉已十余味，精简太难。

本书部分医案相关图片

图 1　喉癌案咳痰图片

百合 30g　夏枯草 20g
麦冬 30g　青皮 10g
蒲公英 30g　柴胡 10g
海浮石 30g　黄连 9g
连翘 30g　甘草 10g
淡竹叶 12g　龙血竭 6g
黄芩 12g　路路通 10g
姜黄 12g　土鳖虫 6g
山慈菇 12g
瓜蒌皮 15g
浙贝 12g
半夏 12g
苏子 12g

服上方1年.

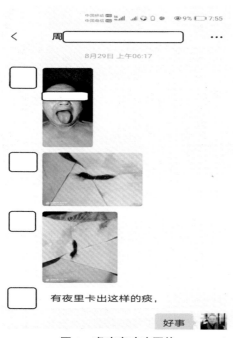

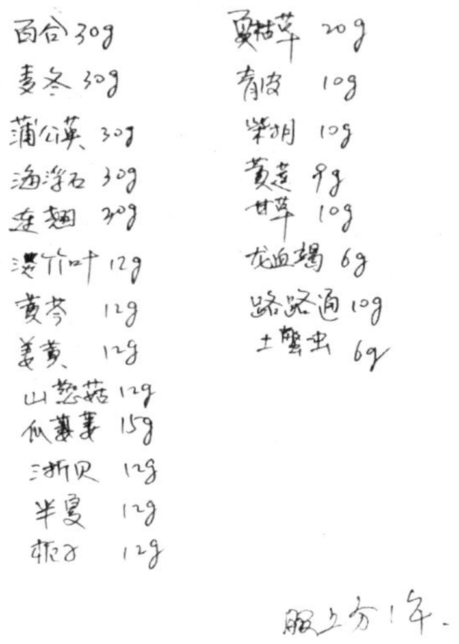

图 2　甲状腺癌、肺癌案处方

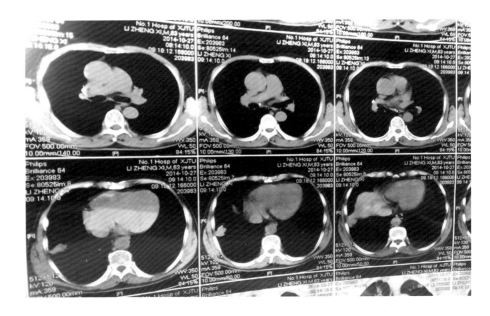

图 3　肺癌骨转移病案 CT（2014 年 10 月 27 日）

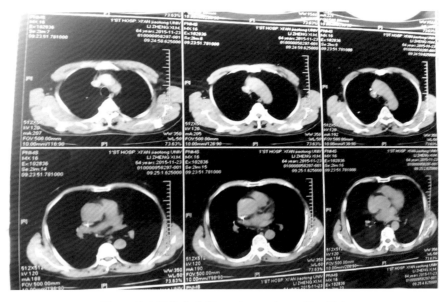

图 4　肺癌骨转移病案 CT（2015 年 12 月 2 日）

贈：天頤堂中醫醫院王三虎教授

癌症如魔似惡狼
你越膽怯它越強
惡狼猖獗不可怕
降魔自有山中王
中藥西藥精神藥
凝神靜氣心自強
更有聖手王三虎
專治癌症專擒狼

陝西綏德徐文龍
辛丑年春

图5　胃癌肝转移病案 1 患者题字

某 某 医 院

病理检查报告单

		ID号：
姓名：	性别：男　年龄：67岁	病理号：
门诊号：	住院号：	送检日期：
送检医院：本院	送检科室：消化内科住院部	送检医生：
取材部位：胃底	临床诊断：	

肉眼所见： （胃底）送检灰白灰褐小组织三块，长径0.2cm、0.3cm、0.4cm各一块。

光镜所见：

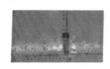 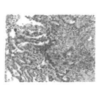 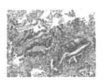

病理诊断：
　　（胃底）小块表浅性胃粘膜内见异型腺体浸润，不除外腺癌周围改变或早期胃癌。请再结合胃镜特点分析。必要时再活检明确诊断。

初诊医生：　　　　　复诊医生：　　　　　签字有效：

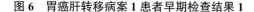

注：此报告仅对送检标本负责，如与临床不符，请与病理科联系。　　报告日期：

图6　胃癌肝转移病案 1 患者早期检查结果 1

内 镜 诊 断 报 告 书

姓　　名：	性　别：男	年龄：67岁	检查号：
病人来源：门诊	住院号：	床号：	ID 号：
申请科室：消化内科门诊			设备类型：
检查项目：电子胃十二指肠镜检查,计算机图文报告			

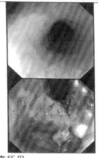
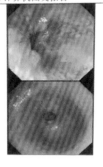
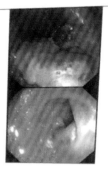

检查所见：

　　在不插气管全身静脉麻醉下检查，观察心率、血压、呼吸均在正常范围。

　　食管：各段粘膜色泽正常，光滑，血管纹理清晰，蠕动正常，收缩好。
　　贲门：浅状线清晰，贲门开闭自如，扩张可。
　　胃底：前壁及小弯侧可见结节状隆起，中央溃疡形成，侵及胃角，触之易出血，活检3块。
　　胃窦：粘膜红白相间，以淡红色为主。
　　幽门：呈圆形，开放好。
　　十二指肠球部及降部：粘膜未见异常。

诊断意见：
　　1. 进展期胃Ca 结合病理
　　2. 慢性非萎缩性胃炎

检查医生

报告日期：

图 7　胃癌肝转移病案 1 患者早期检查结果 2

影像科诊断报告

ID 号: ▮▮▮▮▮

姓 名: ▮▮▮▮ 性 别: 男 年 龄: 67岁 检查号: ▮▮▮▮

科 别: ▮▮▮▮ 病人来源: 病房 床 号: ▮ 住院号: ▮▮▮▮

检查部位: 单次多层CT增强扫描（上腹部），单次多层CT增强扫描（下腹部），增强扫描高压注

检查方法:

检查所见:

　　肝脏轮廓光整，实质内见多发低密度影，边缘欠清楚，较大病灶约4.8×4.1cm，增强动脉期呈环形强化，门脉期及延迟期强化程度减低，部分病灶中央可见稍低密度影未见强化，肝门结构清晰。胆道系统未见明显扩张。胆囊不大，囊内未见异常密度影，囊壁未见明显增厚。胰腺形态、大小、密度未见明显异常征象。脾脏不大，密度均匀。所扫层面双肾大小、形态未见明显异常，腹膜后未见肿大淋巴结。

　　扫描示双侧肾脏对称，位于脊柱两侧，大小正常，皮髓质分辨清楚，肾实质内未见明显局灶性密度异常，双侧肾盂、输尿管未见明显扩张，肾周脂肪囊清楚，肾旁结构未见明显异常。腹腔及腹膜后可见淋巴结影，较大约1.6×1.2cm，均匀稍强化。左侧肾上腺结合部较对侧稍增粗，未见明显异常强化。腰椎骨质边缘变尖。

　　胃体部充盈欠佳，胃小弯、大弯壁增厚、僵硬，局部不光整，增强呈较明显强化，胃大弯侧浆膜面稍模糊。

诊断提示:

　　1.胃体部充盈欠佳，胃小弯、大弯壁增厚、僵硬，局部不光整，胃大弯侧浆膜面稍模糊，考虑恶性病变，建议结合胃镜检查。

　　2.肝内多发低密度影，结合强化特点，考虑转移灶。

　　3.腹腔及腹膜后淋巴结肿大。

　　4.左侧肾上腺结合部较对侧稍增粗，建议复查。

　　5.腰椎骨质增生。

操作技师:　　　　诊断医师: ▮▮▮▮　　审核医师: ▮▮▮▮

检查日期: ▮▮▮▮▮▮　　　　报告日期: ▮▮▮▮▮▮

（本报告仅做临床参考，不做诊断证▮）

图 8　胃癌肝转移病案 1 患者早期检查结果 3

167

影像科诊断报告

ID 号：

姓　　名：	性　别：男	年　龄：	检查号：
科　　别：普通外科门诊	病人来源：门诊	床　号：	住院号：

检查部位：单次多层CT平扫(胸部)

检查方法：

检查所见：

骨性胸廓对称，肋骨及胸壁软组织未见异常。肺窗示双肺纹理清晰，走行自然，肺野透光度良好，双肺未见异常实变影，双肺门不大。纵隔窗示纵隔无偏移，心影形态正常，主动脉壁钙化；纵隔内可见肿大淋巴结。无胸腔积液及胸膜肥厚。肝左内叶可见结节样致密影，肝右叶可见小斑片状稍低密度影。

诊断提示：

胸部CT平扫未见明显异常；肝左内叶钙化灶，肝右叶稍低密度影，建议必要时CT增强扫描。

图 9　胃癌肝转移病案 1 患者后期检查结果

检查报告详情

报告　　图像

电子胃镜检查报告

姓　名：　性　别：男　年　龄：68岁　内镜检查号：

门诊号：　住院号：

科　室：胃肠镜室　病　区：　病　床：　住　址：

主　诉：

术前用药：

进　镜：

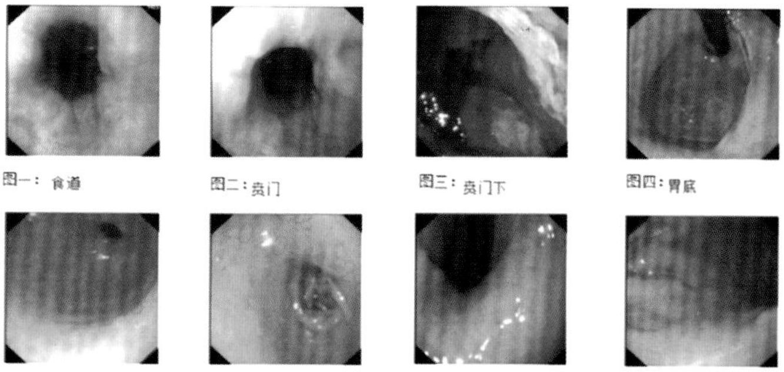

图一：食道　图二：贲门　图三：贲门下　图四：胃底

图五：胃窦　图六：十二指肠球部　图七：胃角　图八：胃体

镜检所见：

食管管腔通畅，黏膜光滑、色泽正常，蠕动良好。贲门黏膜色泽正常，开放与关闭良好。贲门下小弯侧可见一浅溃疡，1X1.6cm，粘膜脆，易出血；胃底黏膜色泽正常，胃体粘膜光滑、色泽正常，蠕动良好，粘液湖清澈，液体量中等。胃角、胃窦黏膜红白相间，颗粒样不平，黏膜下血管透见，胃窦蠕动良好。幽门口形态正常，收缩舒张良好。十二指肠球部及球后黏膜光滑、色泽正常。

HP　值：　**活检部位：**贲门下胃体小弯3块

诊　断：贲门下胃体小弯溃疡，性质？
慢性萎缩性胃炎C2

病理诊断：

建　议：

诊断医师：　**签　名：**

检查日期：

地址：　邮编：　　此病人今日所用内镜编号：　　此报告仅供临床参考，报告医生签字生效。

网址：

图 10　胃癌肝转移病案 1 患者检查结果（第十诊前）

本书部分医案相关图片

病 理 检 查 报 告 单

病理号
冰冻号

收到日期：2020-11-28

姓　名：　　　　　性别：男　年龄：68　科室：胃镜
送检医院：本院　　　病区：　　　床号：

肉眼所见：　送检灰白色小米大组织3块。

镜下图：

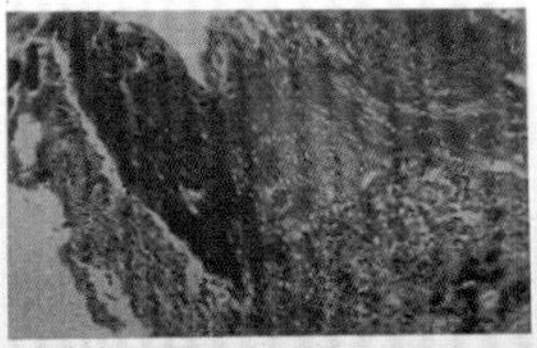

HE 10X

病理诊断："胃体小弯活检"小块粘膜重度慢性炎伴肉芽组织形成及局灶性腺上皮
高级别上皮内瘤变

报告医生：　　　审核医生：　　　报告日期：

（签字有效）

注：此报告仅对该送检标本负责，临床如有疑问请与本科联系。

图 11　胃癌肝转移病案 1 患者检查结果（第十诊前）

肿瘤标志物胃肠癌五项检验报告

编号	检验项目	指标范围	检验结果										
			2020.04.03	2020.04.22	2020.05.06	2020.05.26	2020.06.16	2020.07.07	2020.07.28	2020.08.18	2020.09.08	2020.10.13	2020.11.03	2020.11.24
1	癌胚抗原（ng/ml）	0.00-5.00	47.000	未做	未做	3.000	3.010	3.300	5.000	4.540	4.200	3.440	3.120	2.820
2	糖类抗原199（U/ml）	0.00-39.00	13.020	未做	未做	11.490	13.960	18.520	18.390	18.180	17.420	14.050	12.670	11.880
3	糖类抗原724（U/ml）	0.00-6.90	9.020	未做	未做	3.960	12.050	12.640	57.540	18.010	14.470	7.140	10.530	5.430
4	胃蛋白酶原I(ng/ml)	72.00-164.00	18	17.2	未做	16.8	16.1	9.6	7.0	8.1	7.7	5.5	4.5	1.8
5	胃蛋白酶原II(ng/ml)	22.70-54.90	19.2	16.3	未做	15.1	18.1	21.4	13.6	14.9	14.6	17.9	18.2	16.7
6	胃蛋白酶原I/II		0.9	1.1	未做	1.1	0.9	0.4	0.5	0.5	0.5	0.3	0.2	0.2

图 12　胃癌肝转移病案 1 患者检查结果

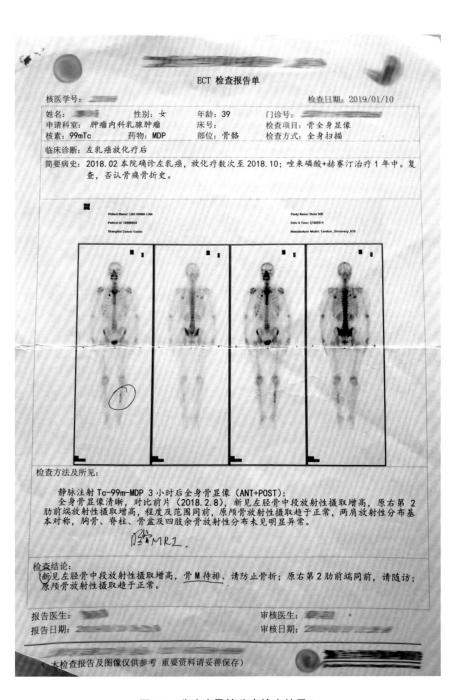

ECT 检查报告单

核医学号：▨▨▨   检查日期：2019/01/10

姓名：▨▨	性别：女	年龄：39	门诊号：▨▨▨
申请科室：肿瘤内科乳腺肿瘤		床号：	检查项目：骨全身显像
核素：99mTc	药物：MDP	部位：骨骼	检查方式：全身扫描

临床诊断：左乳癌放化疗后

简要病史：2018.02 本院确诊左乳癌，放化疗数次至 2018.10；唑来磷酸+赫赛汀治疗 1 年中。复查，否认骨痛骨折史。

检查方法及所见：

　　静脉注射 Tc-99m-MDP 3 小时后全身骨显像（ANT+POST）：
　　全身骨显像清晰，对比前片（2018.2.8），新见左胫骨中段放射性摄取增高，原右第 2 肋前端放射性摄取增高，程度及范围同前，原颅骨放射性摄取趋于正常，两肩放射性分布基本对称，胸骨、脊柱、骨盆及四肢余骨放射性分布未见明显异常。

检查结论：

　　新见左胫骨中段放射性摄取增高，骨 M 待排、请防止骨折；原右第 2 肋前端同前，请随访；原颅骨放射性摄取趋于正常。

报告医生：▨▨	审核医生：▨▨
报告日期：▨▨▨	审核日期：▨▨▨

（本检查报告及图像仅供参考 重要资料请妥善保存）

图 13　乳腺癌骨转移案检查结果 1

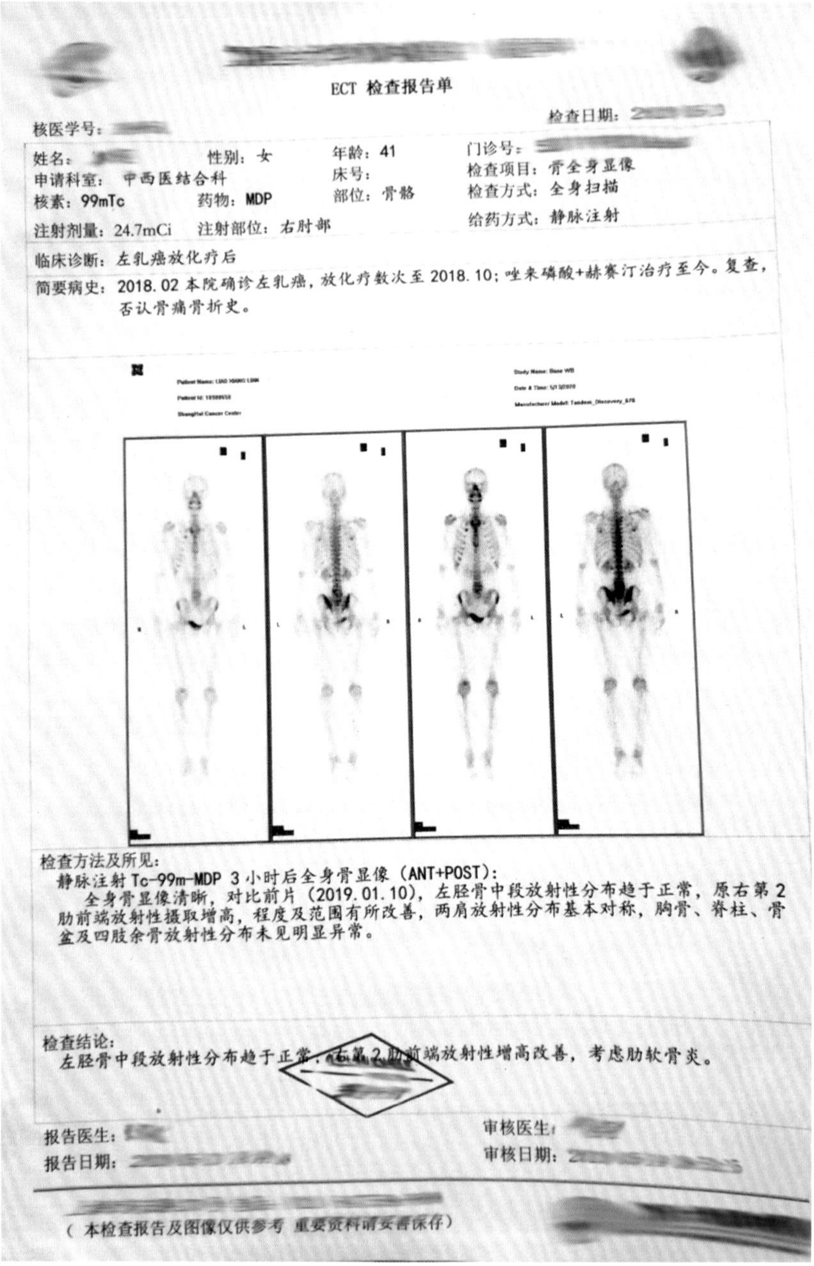

ECT 检查报告单

检查日期：

核医学号：			门诊号：
姓名：	性别：女	年龄：41	检查项目：骨全身显像
申请科室：中西医结合科		床号：	检查方式：全身扫描
核素：99mTc	药物：MDP	部位：骨骼	
注射剂量：24.7mCi	注射部位：右肘部		给药方式：静脉注射

临床诊断：左乳癌放化疗后

简要病史：2018.02本院确诊左乳癌，放化疗数次至2018.10；唑来膦酸+赫赛汀治疗至今。复查，否认骨痛骨折史。

检查方法及所见：
静脉注射 Tc-99m-MDP 3 小时后全身骨显像（ANT+POST）：
全身骨显像清晰，对比前片（2019.01.10），左胫骨中段放射性分布趋于正常，原右第 2 肋前端放射性摄取增高，程度及范围有所改善，两肩放射性分布基本对称，胸骨、脊柱、骨盆及四肢余骨放射性分布未见明显异常。

检查结论：
左胫骨中段放射性分布趋于正常，右第 2 肋前端放射性增高改善，考虑肋软骨炎。

报告医生：	审核医生：
报告日期：	审核日期：

（本检查报告及图像仅供参考 重要资料请妥善保存）

图 14　乳腺癌骨转移案检查结果 2

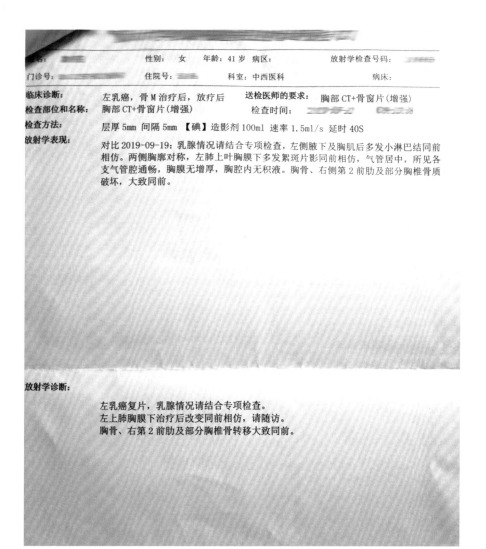

名:	性别: 女	年龄: 41岁	病区:	放射学检查号码:
门诊号:	住院号:	科室: 中西医科		病床:

临床诊断: 左乳癌,骨M治疗后,放疗后　　**送检医师的要求:** 胸部CT+骨窗片(增强)

检查部位和名称: 胸部CT+骨窗片(增强)　　**检查时间:**

检查方法: 层厚5mm 间隔5mm 【碘】造影剂100ml 速率1.5ml/s 延时40S

放射学表现: 对比2019-09-19:乳腺情况请结合专项检查,左侧腋下及胸肌后多发小淋巴结同前相仿。两侧胸廓对称,左肺上叶胸膜下多发絮斑片影同前相仿,气管居中,所见各支气管腔通畅,胸膜无增厚,胸腔内无积液。胸骨、右侧第2前肋及部分胸椎骨质破坏,大致同前。

放射学诊断: 左乳癌复片,乳腺情况请结合专项检查。
左上肺胸膜下治疗后改变同前相仿,请随访。
胸骨、右第2前肋及部分胸椎骨转移大致同前。

图15　乳腺癌骨转移案检查结果3